消除許多女性意外的煩惱

漏尿・尿失禁

值得信賴的
女醫師系列
4

東京警察醫院婦產科
中田真木／著
洪翠霞／譯

品冠文化出版社

想要了解骨盆底的重要性

您自稱是「骨盆底重建醫師」原因何在……？

在法國學習，才有骨盆底這樣的名稱。最初原本是為了學習排尿障礙而去留學，但是經由法國教授的介紹，到醫院裡專攻的不是排尿障礙而是陰道式外科，這可以說是從女人的下方動手術……。

雖然陰道式手術是非常傳統的手術，然而站在不同的觀點來看以往切開腹部的婦科手術，了解到婦科所處理的子宮、卵巢、陰道以及其前後的膀胱、尿道等等的關係，以及知道後方直腸、肛門的位置和力學的關係等。能夠在充分了解這些關係之後，進而了解到骨盆底的重要性。所以歸國之後，希望能夠將其當成自己的專門領域範圍。

前往法國的關鍵是什麼呢？

其實動機有點不純正，理由是我的丈夫工作需要在法國停留，而我則必須決定是否要留下來。

我有兩個小孩，可是丈夫是個工作狂，如果帶著孩子一起去則需付擔保姆費，但是留在國內我又很擔心。以往，我只有在附設托兒所的醫院工作，所以我想也許應該到法國去，於是接受考試，成為法國政府公費研修生，去法國留學。

曾經到過哪些醫院呢？

我在巴黎的時候是在「歐提爾·都·德·巴黎」這家醫院。這是在距今一千三百多年前，在七〇〇年時所建設的安寧醫院，可以說是世界上現存醫院中最古老的醫院吧！但是，當時的建築物在法國革命時被燒掉了，現在這個建築物則是後來重建的。

以這裏的婦科為據點，也到過其他的醫院去觀摩，並在醫院的泌尿科、神經內科、復健科、老人醫療設施，學習與排尿相關的事項。

法國人和國人對尿失禁的想法不同嗎？

國人崇尚清潔，而他們對於尿的氣味完全不在意，可能是因為沒有在家中脫鞋子的生活習慣吧！

而且很少有公共廁所，連現在巴黎的凡爾賽宮也都沒有公共廁所呢！

但是，法國人並沒有會漏尿的感覺，他們的人會享受快樂、提早退休、做自己想做的事情，而且基本上他們有一種想法「即使年紀大了，也要自己照顧自己」。知道如果有漏尿的情形出現，便沒有辦法去旅行，也無法去聽音樂會，所以，為了想做自己愛做的事情，便會接受治療。

到死為止都希望過著自立的生活，只要最後可能死在公寓裡被管理員發現，這就是巴黎人的生活寫照。

對有漏尿煩惱的人有什麼建議嗎？

對於自立生活而言，在五十歲以後會出現非常危險的漏尿現象。在年輕的時候，尿失禁當然要好好的治療，不過，如果不會造成自己的困擾，當然也可以不去管它。

但是，想想看如果在不漏尿的情形之下，自己的生活會有什麼樣的改變呢？假使認為自己能夠變得更自由，並且還想接受治療，你可以去看醫師。

尿失禁的人存在著各種的煩惱，例如，性生活方面或是骨盆疼痛等等，然而可以藉著治療解決這些問題。

今後在哪些方面要傾注全力呢？

藉此，希望能夠將骨盆底的相關知識推廣給一般大眾了解。對女

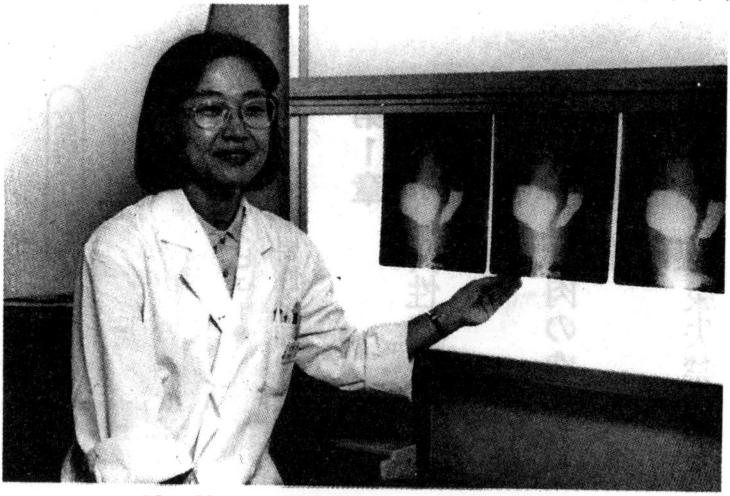

說明膀胱、尿道造影的中田眞木醫師

性一生而言，骨盆底是非常重要的部位，可是因為不會危及生命，所以以往一直被忽略。也因此，我也僭越的想要提高婦產科、泌尿科、助產士、理學療法師等醫療者的側面意識。

尤其是與生產有密切關係的婦產科，所以我想應該去探討、重視骨盆底的生產。

【作者介紹】：中田眞木

一九五六年　出生於日本福島縣郡山市。

一九八一年　畢業於東京大學醫學部醫學科，後來在同大學醫學部婦產科研修，並且曾在大分縣立醫院、東京日立醫院、國立霞浦醫院以及宮內廳醫院等處服務。

一九九一年　成爲法國政府公費研修生，並且曾到巴黎醫院聯合婦產科、泌尿科、神經內科、復健科、老人醫療設施等，接受與骨盆底和排尿機能有關的基礎訓練。

一九九三年　歸國，之後在同愛紀念醫院以及東京都老人醫療中心服務。目前則在東京警察醫院婦產科服務。

基於秉持「重視骨盆底生產，認爲即使到了中、高年齡也沒有骨盆底鬆弛或尿失禁的煩惱」的信念，在產科領域的骨盆底防護，以及婦科領域的骨盆底重建方面全力傾注。

目錄

第2章 骨盆底肌肉鬆弛所引起的問題

第3章 年輕女性的尿失禁及預防法

第4章　中高年齡女性的尿失禁及其對策

第5章　尿失禁的治療

第1章

尿失禁是女性身邊的疾病

歷史尚淺的尿失禁，增加不少治療理解者

在十年以前，**漏尿**被視爲是沒有辦法對別人訴說的，並且是件難爲情的事，如果去看醫師，認爲醫師也不會認眞的來處理。所以現在婦產科醫師，尤其是女醫師，會介紹很多需要治療**尿失禁**的患者到我這邊來。

拿某位患者的症狀來看，她是子宮下垂到陰道外的伴隨**性器脫**的尿失禁。但是，爲什麼嚴重到這個地步都放任不管呢？當我問她時，她說十年前曾經去看過婦產科，不過男醫

師卻笑著對她說：「唉！這個我很難治療耶！哈！哈！哈！」之後，她就再也無法鼓起勇氣來接受治療了。

此外，到泌尿科接受診治的另外一位患者，醫師則對她說：「這沒什麼問題，不用擔心。」不須理會它。

如同上述的例子，因爲漏尿的緣故，在煩惱掙扎過後才決定到醫院去，但是醫師卻沒有給予適當的處理，反而被視爲是笨蛋的患者卻非常的多。也因此，過去有這種討厭經驗的人，這一次來到醫院，在初診時，在我詳細詢問的時候，她們很感動的說：「醫師，這還是頭一次有醫師願意認眞的處理我的問題呢！」的確，在國內尿失禁的治療歷史尚淺，沒有辦法得到一位能夠對尿失禁完全了解的醫師，這眞是身爲醫師的恥辱。

但是，最近這種醫師已漸漸的減少了，目前在婦產科或泌尿科已經有很多醫師了解尿失禁，並且進行對尿失禁的治療。

漏尿　雖然不打算排尿，卻有尿出現的現象。

尿失禁　「違反本人的意思，在漏尿的狀態下形成衛生面或社會生活上的障礙狀態，又稱其爲不利條件」，這是國際對於尿失禁的定義。

性器脫　子宮或陰道壁的一部分或者是全部，從陰道入口脫出的狀態。也稱爲子宮脫。

退化情形對更年期障礙而言也是如此，在十年前並沒有當成是疾病來處理，不過現在女性可以堂堂正正的訴說這些痛苦的症狀，而醫師們也注意到這些症狀，並且確立了治療法。

尿失禁的形態與原因各有不同

有人對尿失禁抱持的觀點是「爲了這種小病到醫院去，眞是覺得很難爲情」，或者認爲「年紀大了，有點漏尿也沒辦法」，因此而抱持放棄心態的人並不少。

但是，大部分的尿失禁經過治療就能確實好轉，如果已經放棄，那麼由妳自己來決定到底是每天墊著成人紙尿布，或持續過著無法順利外出的生活比較好，還是說好好接受治療，過著能夠自由行動的生活較佳。

由於漏尿的形態不同，發生的原因也各有所差異，以一些到我這兒來的患者爲例，爲各位介紹各種的漏尿形態。

也許有些例子會讓妳認爲覺得：「啊！我也是這種情況」，那麼妳最好要下定決心，到醫院去接受診察。

●因為生產導致性器脫引起尿失禁

—單純型腹壓性尿失禁—

M女士（三十七歲）是個公務員，生了第二個孩子之後，目前正在育兒休假當中。第一、二胎都是順產，由於生完第二胎之後，覺得子宮下垂，陰道好像翻捲起來似的，有時候抬重物時，腹部用力突然感覺子宮下墜跑到陰道入口。這種感覺就好像水桶底部脫落似的，當用手觸摸時，發現子宮眞的下墜，自己都陷入恐慌狀態中。

在此之前，只要稍微咳嗽、打噴嚏、些許的用力或者是爬樓梯的時候，會感覺到有漏尿的現象發生。心想再過幾個月就要回到工作崗位，一旦有漏尿、子宮下墜的情形發生，就沒有辦法繼續工作，因此來接受診治。

M女士在生產剛過後，開始有漏尿的現象，事實上，這種例子很多，假使有五十位產婦，其中大概就有一人會有這種現象。

生產會使子宮或膀胱等支撐內臟的骨盆底（參考三十六頁）的韌帶和肌肉受傷，通常產後一個月陰道就能恢復緊度，子宮也能恢復原先的大小，重新回到固定的位置，但是，如果骨盆底的損傷嚴重時，則會使子宮和陰道下墜。這就是所謂的性器脫或是子宮脫，這種情形經常會伴隨漏尿的現象。

M女士因爲以生產爲關鍵，這麼年輕就有性器脫的現象，不過性器脫通常會隨著年齡的增長，以及骨盆底的肌肉老化而發生。當出現性器脫時，每次都是由自己往裡面推，導致沒有辦法過性生活的人也很多。

M女士還很年輕，所以放入**子宮帽**三週左右，可進行**骨盆底訓練**，鍛鍊骨盆底的肌肉，雖然過了一個月之後，子宮

子宮帽

修復性器脫所使用的子宮帽，是用硬質橡膠等製造出來的硬環，留置在陰道內防止子宮下垂或陰道外翻。避孕用的子宮帽，則是用鐵絲所形成的環，上面張著薄膜，所以和修復用的子宮帽是不同的。

骨盆底訓練

爲了防止子宮或膀胱等的下垂，進行收縮、放鬆骨盆底肌肉的體操。（參考一二四頁）。

還是下墜，但是卻不再漏尿了。放入子宮帽之後，子宮不容易下墜，即使產褥期（產後六～八週）的人，也可同時進行骨盆底訓練，其效果甚佳。

目前，M女士還在接受觀察中，如果子宮的不安定感還是無法消失，最後只好利用手術來補強。而她本人還想繼續工作，當然不希望就這樣用成人紙尿布過一輩子，所以希望動手術治療。

對於還很年輕且具有工作幹勁的人而言，尿失禁是非常切身的問題，而像這種腹部稍微用力時，會出現少量漏尿的**單純型腹壓性尿失禁**，幾乎都是生產所引起的。

在詢問過因為漏尿而來到醫院的五十歲層、六十歲層的患者，她們回答的幾乎都是：「這麼說來，最後大概就是在生產之後，會出現漏尿的現象喔！」所以，這類的例子並不少。為避免年紀大之後有尿失禁的煩惱，我想產後的護理應該是最重要的事項，應該牢記在心。

單純型腹壓性尿失禁

光是因為骨盆底弛緩的原因而引起的尿失禁，一般稱為「腹壓性尿失禁」。（參考四十八頁）。

●因為子宮肌瘤而拿掉子宮，之後開始漏尿

—子宮切除後的尿失禁—

K女士（四十七歲），一年前動了**子宮肌瘤**手術，將子宮切除，但是半年內經常漏尿，以及弄溼了內褲。

診察之後，發現原因似乎是出在切除子宮之上。原本在韌帶較弱的體質上內臟就容易下垂，因此在切除子宮之後，原先由子宮支撐的膀胱和尿道便會一起下墜，而開始有漏尿現象。當然，並不是所有切除子宮的人都像K女士一樣，在切除時，應該就已經預測到「這個人的膀胱可能會下墜」。這時，必須要充分考慮到以後的情況而加以處置。不過，在醫療方面卻似乎沒有做這方面的處理。

K女士的處理方法是不剖腹，採取直接從陰道中將膀胱、尿道往上拉，當進行這項手術後便不再漏尿。到了四十歲，因爲子宮肌瘤而切除子宮的人很多，即使手術剛過後沒

子宮肌瘤

子宮肌肉層形成良性的腫瘤，通常三十歲以上女性以五人中就有一人患之，是非常普遍的腫瘤。而且會增强月經痛或貧血等症狀，有時甚至需要手術或其它的治療。但是，若無其它症狀，則可以過普通的生活。據說和女性荷爾蒙雌激素有關，不過原因不明。

有問題，但是經過若干年之後，大約在五十五歲開始會出現這種漏尿現象的人卻也不少。

●都會中忙碌的單身女郎的排尿障礙

—都會型女性的排尿障礙—

從其它醫院介紹來的T小姐（三十九歲），是我印象深刻的患者之一，她是一位在食品公司工作的單身女強人。有一天，排尿的次數突然變得相當頻繁，一天跑廁所甚至高達三十～四十次。而且在感覺**尿意**之後，如果不趕緊跑廁所就來不及了，因爲可能已經漏尿，有時連工作都沒有辦法著手，因此下定決心接受診治。

診察發現，她並不像有生產經驗的人，會有骨盆底的肌肉鬆弛現象，子宮也沒有下墜。而且也並不是因爲子宮肌瘤壓迫到膀胱，那麼，頻頻產生尿意的原因何在？結果並不明確。但是明白關於漏尿的原因，可能是她將「忍尿」和「排

尿意　「尿意積存」或者是「想小便」等膀胱或尿道的感覺。

骨盆底的觸診

手指插入陰道內，觸診骨盆底的狀態

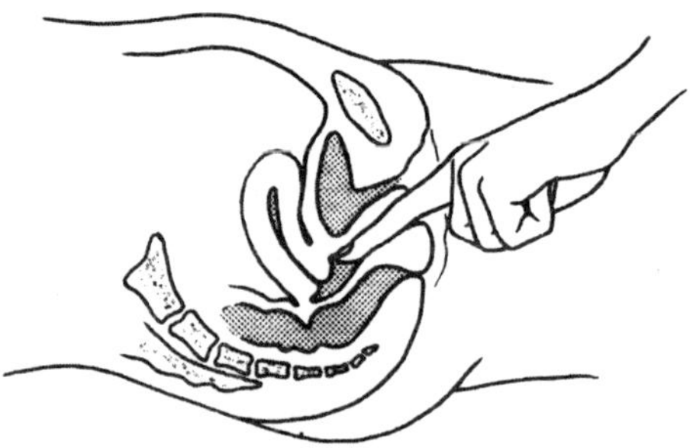

尿」的動作弄錯了。

爲了診斷漏尿患者是否實際進行正確的排尿動作，首先會請她上診察台，之後再進行骨盆內膜的觸診。

如上圖所示，將手指放入陰道中，請她按照我的指示，「活動肌肉並做忍尿及排尿的動作」。

如果骨盆底的肌肉能正確的收緊或放鬆，就是「進行正確的排尿動作」。但是像這位T小姐，則是動作不僅弄錯，不然就是做出完全相反的動作。

排尿的步驟是先由**尿道括約肌**鬆弛、尿道張開，接著膀胱開始收縮排尿。

但是，並不是所有的人都會有這樣的動作，因爲有的人膀胱無法順暢收縮，只能藉著腹壓排尿。

然而當T小姐感覺到尿意時，本人雖然拼命忍耐，但，事實上卻是加諸腹壓的用力動作，反而造成漏尿現象。

不同於T小姐的狀況是，有的人想要上廁所，但是在排尿時尿道括約肌卻是緊縮的，導致無法順暢排尿。這就好像要擠出被拴緊栓子的尿一樣，當然也不容易排尿。

T小姐的漏尿現象是，因爲生產而導致骨盆底的肌肉鬆弛，或是因爲子宮和膀胱下墜，所造成的腹壓性尿失禁是屬於不同的類型。

人天生進行順暢的排尿動作，但，卻有可能在某個時候突然變成錯誤的排尿方式，這種現象聽起來好像難以置信，但是就我所診療的患者中，的確有幾位是這樣的情況。她們的共通點都是在都會中忙碌工作的單身女性、沒有生產經驗，年齡大都是三十幾歲到四十幾歲的人。

發生這種情況，目前原因不明，但是，這個年齡的單身

尿道括約肌

感覺尿意，使膀胱收縮或放鬆並促進排尿，具有如水門般作用的肌肉。位於膀胱出口，包括與意志無關產生動作的內括約肌，以及在尿道途中能夠隨意志活動的外括約肌。

女性可能因爲忙碌工作，並且在工作方面也必須要付一些責任，再加上社會壓力的原因，可能導致排尿時的骨盆底或尿道周邊的肌肉，其使用方式異常。

但是在法國等地，據說是有被父親強暴的不幸性經驗的人，會有排尿動作錯誤的現象出現。然而，在日本詢問到底什麼原因是發生的關鍵，我想也許要加上性的要素在內吧！例如：不希望懷孕、婚約取消等。

像這一類型的尿失禁，我將它稱爲「都會型女性的排尿障礙」。不過，此類型在治療時經常會遭遇抵抗，這是和其它型的尿失禁最大不同的地方。

通常尿失禁的人，大部份不會和別人商量，自己在那煩惱、痛苦，一旦敞開心扉決定去看醫師之後，發現大家都有明顯好轉的跡象。有的人甚至只是將自己的煩惱訴說出來，當卸下肩上的重擔之後就痊癒了。

但是，這種都會型女性的排尿障礙，開始接受治療之後，其結果也各有不同，有的不但不能好轉反而會惡化，所以治療時會比較棘手。

當然另一種情形也可能因爲想要藉著生病，而得到周遭衆人的同情，讓自己不必去做一些不想做的事情，當愈得到這些好處反而無法痊癒。

像這種藉著生病認爲可以得到一些好處，反而出現各種病態的症狀，我們稱之爲**歇斯底里症**。

我想，T小姐可能也有受這一方面的影響吧！

這一類型排尿障礙的治療，必須明確指出患者排尿動作的錯誤並且加以矯正。可以先讓她看骨盆底的肌肉圖，讓她掌握對自己骨盆底的身體印象，然後再將手指放入陰道中，反覆練習排尿時骨盆底肌肉放鬆的正確動作，這種練習我們稱爲骨盆底的再教育。

然而，T小姐練習幾次後，似乎也掌握了其中秘訣，使得**頻尿**和漏尿的現象都消失了。

歇斯底里症

一種心病。心靈的糾葛，以各種的身體症狀或精神症狀表現出來。自我表示慾或虛榮心較强，也就是歇斯底里性格的人較多見。對於焦躁、易怒、容易興奮的人，我們會說「那一個人有一點歇斯底里」，但是與醫學所說的歇斯底里意義有一點不同。

頻尿

經常產生尿意去上廁所，一次排尿量較少，與多尿不同。罹患尿道炎或膀胱炎等尿路感染症時也會出現。

●服用藥物的副作用而引起的漏尿現象

—由於藥物的副作用引起的尿失禁—

隨著年紀的增長，擁有宿疾的人也相對的增加，有的人甚至藥不離手，然而過多的藥物也可能引起排尿的問題。

S女士（八十歲），是到內科就診的患者，來接受診治的原因是排尿不順暢，所以從內科被介紹到婦科來。她的症狀包括有頻尿、不易排尿、**殘尿感**等，如果稍微慢點去上廁所，就會有漏尿現象。

白天大概每隔一小時就想上廁所，在排尿之後，仍會有尚未排完尿的感覺，總覺得不順暢，一個晚上甚至要起來上廁所四次，感覺很痛苦。

診察發現，骨盆底並沒有因爲年紀大而有任何的問題，但是會有殘尿約七十～八十mℓ，因此排尿後會不清爽。

在持續診察中，發現S女士因爲患有高血壓和心臟病，而

殘尿感

排尿後感覺尿没有完全排出來，還留在膀胱裡面的感覺，是膀胱炎等疾病中會出現的症狀之一。

鈣拮抗劑

抑制會使心臟心肌或冠狀動脈收縮的鈣的作用，具有擴張心肌及冠狀動脈内腔作用的藥物。用來治療狹心症或心肌梗塞。

服用**鈣拮抗劑**，所以由此我們知道罪魁禍首是誰了。

因爲高血壓和心臟病而經常服用的鈣拮抗劑，具有減弱膀胱收縮的副作用，尤其像S女士這樣高齡的人，服用這種藥物之後，在膀胱內會殘留尿。

所以，在徵求內科醫師的了解之後，減少鈣拮抗劑的使用量而追加**α遮斷劑**的處方，充分的改善尿道，只要每五天服用一次女性荷爾蒙劑Premarin即可。

經過這些處置之後，使得S女士能夠順暢的排尿，幾乎不再漏尿，所以很快就解決了煩惱。

像這些高齡者出現排尿問題時，首先要檢查她平時服用的藥物。

除了鈣拮抗劑之外，像鎮定劑以及曾發生腦梗塞，而服用的**腦循環改善劑**等，也都會對膀胱及尿道產生作用，而引起殘尿或排尿困難等症狀。

α遮斷劑

交感神經α遮斷劑。降壓劑。遮斷會使血管收縮的交感神經、接收體的功能，導致末梢血管擴張，具有降血壓作用的藥物。

Premarin

HRT（女性荷爾蒙補充療法）所使用的雌激素（卵泡素）劑的一種。雌激素劑有作用强弱之分，其中標準的就是Premarin（○·六二五mg）。

腦循環改善劑

會使腦正常發揮作用，能夠加强必要的腦活性物質進入腦內的藥物。對於因腦障礙而引起的頭痛、肩膀酸痛、發麻等具有改善作用，大多與腦血管擴張劑併用。

●由於性器脫的復發而大量漏尿

——伴隨性器脫的尿失禁——

雖然來我這兒的患者大都是漏尿，但是，有很多人都是伴隨性器脫的重症患者。像D女士（六十五歲）就是其中之一，當加諸腹壓時，就會漏尿，且不是少量漏尿，而是大量的。這是因爲性器脫捲縮的陰道壁從陰道入口探出頭來，子宮甚至下墜到陰道中，整個骨盆底部鬆弛，再加上原本就比較肥胖，所以，稍微打噴嚏都可能給腹部很大的壓力，而造成大量的漏尿現象。

事實上，D女士以前曾經在某家大學醫院的泌尿科動過性器脫的手術，而當時並沒有好好的處置，所以，三年後就復發了。而這一次到大學醫院去時，醫師對她說：「這種漏尿現象已經治不好了，只能在肚子前面開個洞，掛個袋子。」D女士聽完之後深受打擊，因此到我這兒來。

的確，因爲生病不得不拿掉膀胱，或是重度**排尿困難**而導致無法順暢排尿的人，我也會建議她動這樣的手術。但是像D女士並沒有其它的排尿困難或症狀，經過檢查之後，膀胱和尿道的機能也正常。

只不過是因爲性器脫的原因而出現單純的漏尿現象，所以藉由切除子宮，進行尿道周邊骨盆底的補強、固定一般性器脫手術，之後漏尿現象就完全停止了。

有一類似的例子，雖然動了性器脫的手術，治好了性器脫，結果卻伴隨漏尿現象，爲此來到醫院的患者極多。當發生性器脫時，子宮和陰道壁會下墜，導致尿道彎曲進而造成排尿困難，然而動了性器脫手術之後，尿道雖變直的，但反而會出現漏尿現象。

所以，假使預測到有這個現象發生，在手術時就必須將膀胱固定在較高的位置，如果只是馬馬虎虎的處置，爲的只是不讓它漏到外面來，那麼當然會引起漏尿現象。

排尿困難
排尿時，排尿不順暢，或疼痛等異常。

此外，如果將性器脫的現象長期放任不管，事後也會出現漏尿的現象，所以不要難爲情，應儘早治療。

●因為巨大膀胱無法產生尿意而漏尿

─膀胱的原因引起尿失禁─

Y女士（四十三歲）只要稍微活動身體就會漏尿，像這類意外而引起的漏尿，例子很多。

以Y女士的年齡和症狀來看，原本以爲是單純的腹壓性尿失禁，但是在做過**排尿記錄**之後，結果卻不是如此。觀察Y女士只有在早上起床時和晚上睡覺前去上廁所，一天總共兩次，而且當時的尿量不到九〇〇mℓ。

一般而言，我們的膀胱通常有二五〇～三〇〇mℓ的容量，若有五〇〇mℓ就稍大了，而Y女士的膀胱容量爲普通人的三倍，像這種病態的大型膀胱稱爲巨大膀胱。所謂欠缺尿意的膀胱，是指即使積滿尿液也無法發出想上廁所的訊息，因此，會

排尿記錄

爲了解排尿狀態，仔細記錄排尿時刻或尿液的有無、尿量、排尿困難感或殘尿感的有無等，有助於尿失禁的診斷。（參考一〇七頁）。

從積滿尿的膀胱開始漏尿。

我們在忙碌時經常忍耐不去上廁所，因而積存尿意，通常這樣的忍尿膀胱不會增大。但是膀胱大小和尿意天生就有個人差，像Y女士可能就是先天欠缺尿意、膀胱很大，所以年紀大了之後，因爲無法產生尿意而積存太多的尿，結果使膀胱變的更巨大了。

仔細對Y女士說明，即使沒有尿意，也要在適當時間儘早去上廁所。

●由於尿道憩室而引起尿失禁

—尿道的原因引起尿失禁—

比較罕見的例子就以R女士（三十五歲）爲例。

半年前開始漏尿而來到醫院的R女士，還很年輕、健康。診察發現因爲生產導致陰道入口的肌肉有點裂開的痕跡，可是骨盆底的肌肉並沒有遭到很大的破壞，膀胱也沒有下墜。因此，再進行排尿是否順暢的**尿力學檢查**，結果也無發現異常，沒什麼不良的部分，只是上診察台時卻稍微漏尿了。

這情形很奇怪，爲了謹慎起見，再用超音波仔細的檢查，發現尿道旁邊原本應該沒有任何東西存在的場所，可是卻有水積存的小水泡，它的大小有如迷你維也納香腸一般，看來好像是**尿道憩室**。

當尿道括約肌的內側形成尿道憩室時，尿積存在該處，就好像在括約肌下方夾個墊子一樣的狀態，因爲緊度不佳而漏尿。這的確是出人意料的原因。

R女士在拿掉水袋之後，並進行括約肌縫合手術便不再漏尿了。這種尿道憩室的情況並不多見，所以容易被忽略，但，也是尿失禁的原因之一。從此以後，我會用超音波仔細爲患者檢查尿道周圍。

尿力學檢查

調查排尿障礙的原因及狀態的檢查。（參考一一三頁）。

尿道憩室

在尿道外側形成圓形或橢圓形袋狀構造物的疾病，以女性較多見。通常是小孔與尿道相連，屬先天性較多，會成爲漏尿、膀胱炎、排尿痛、性交痛等的原因。

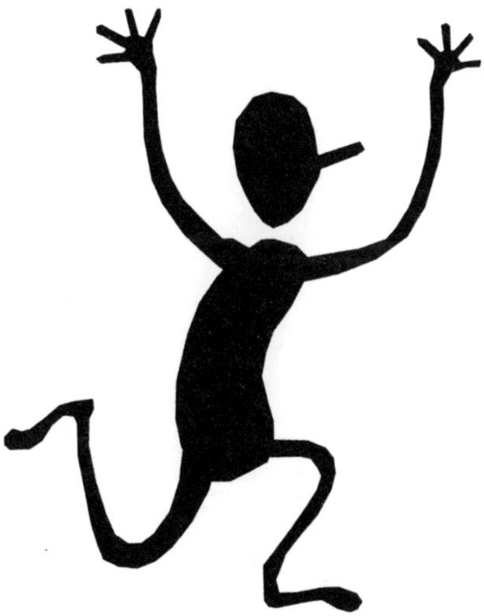

第2章 骨盆底肌肉鬆弛所引起的問題

何謂骨盆底？

要了解尿失禁，首先必須要了解何謂女性的骨盆底？我們平常用「骨盆」這個名稱，但是卻很少聽過「骨盆底」的說法。

骨盆底，就是相當於骨盆底部的部分。女性的骨盆當中，從前往後，首先有膀胱、尿道，而後側有子宮、陰道，在最後方則有直腸和肛門。而在其下方，骨盆底的肌肉從兩側好像吊床似的撐開，用以支撐這些臟器（參考下頁圖）。

骨盆底與骨盆内的臟器

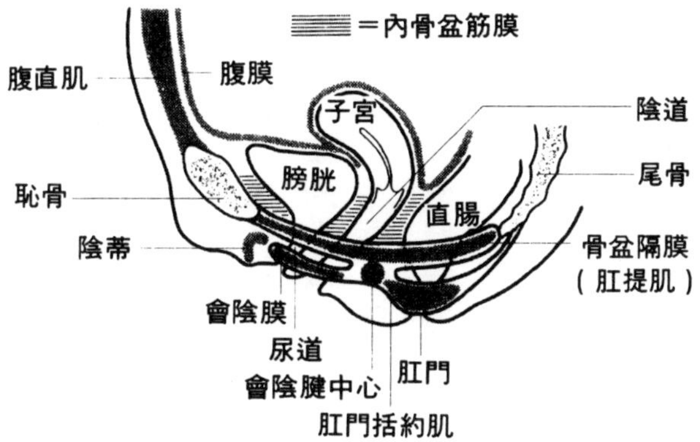
＝內骨盆筋膜
腹直肌
腹膜
子宮
陰道
尾骨
膀胱
恥骨
直腸
陰蒂
骨盆隔膜
（肛提肌）
會陰膜
尿道
會陰腱中心
肛門
肛門括約肌

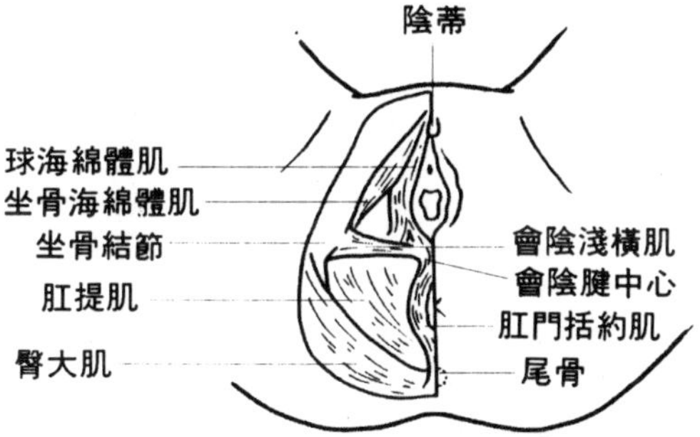
陰蒂
球海綿體肌
坐骨海綿體肌
坐骨結節
會陰淺橫肌
會陰腱中心
肛提肌
肛門括約肌
臀大肌
尾骨

四隻腳走路的動物並沒有所謂的骨盆底，在人類祖先還用四隻腳走路的時候，也沒有骨盆底，但是，由雙腳站立走路之後，爲了支撐沈重的內臟，因此必須加強骨盆底，所以將原先移動尾巴根部的肌肉變化爲骨盆底。

骨盆底與女性的一生有密切關係

站著生活的我們，使骨盆底每天長時間接受重力的負荷。而骨盆底中有陰道縱貫，在生產時，胎兒從產道通過，周邊的骨盆底和會陰會受損傷。隨著年紀的增長，肌肉和韌帶也逐漸衰弱。到了高齡時，將這些條件堆積在一起，骨盆底就會變得不穩定，而且受到重力和腹壓的影響就會鬆弛，這種情況稱爲骨盆底弛緩。女性較多見，這也是承受腹壓時漏尿的最大原因。

骨盆底與尿失禁和性器脫等問題有密切的關係，但是，在泌尿科或婦產科，認爲骨盆底並不屬於原有的領域，以往從來沒有注意到它的存在。

但是，到了高齡化社會，逐漸重視**生活品質**，因此，對於造成中高年齡女性的骨盆底弛緩問題應該多加關心。目前有些婦產科醫師，已經開始重新將其視爲是**骨盆底機能障礙**的範圍，而來加以探討。

骨盆底與女性的生產、尿失禁、性器脫等都有關，可以說是女性一生中休戚相關的重要部位，也趁此機會意識到骨盆底的存在，多注意一下自己的骨盆底吧！

骨盆底是由三層構造所構成

有人說「骨盆底肌」是將骨盆底一些肌肉所總稱的含混說法，事實上，並沒有骨盆底肌的存在，正確說法應該是骨盆底有三層構造。

在最上方的是「內骨盆筋膜」。子宮和膀胱的骨盆內臟器這麼重卻不會下墜，就是因爲從骨盆壁有韌帶相連，垂掛

生活品質　是指基於個人生活習慣及生活信條，能夠過著適合這個人的生活。

骨盆底機能障礙　因爲尿失禁或子宮下垂、性器脫的骨盆底弛緩，而引起的各種障礙。

下來的緣故，其原理就好像嬰兒用的步行器一樣。至於內骨盆筋膜是指將臟器連接在骨盆壁，用以維持其位置的韌帶。

正中央的則是「骨盆隔膜」，如果光是靠韌帶吊著，臟器會不穩定。因此，要藉著骨盆隔膜的配合（包括有肛門提肌、骼骨尾骨肌、尾骨肌等），從骨盆前的恥骨到後方的尾骨，從左至右好像吊床一樣張開，然後加以支撐，用以避免骨盆內的臟器往下墜。這個骨盆隔膜，可以說是骨盆底肌肉的中心存在。

在最下方也就是最外側的，則是「會陰膜」與「會陰淺層肌肉」。會陰以及封閉肛門或尿道出口的**肛門括約肌**，和尿道括約肌等都屬於這個部分。

由三層構造所建立的骨盆底當中，其中內骨盆筋膜是韌帶，所以不能靠著自己的意思活動。

但是，正中央的骨盆隔膜是肌肉，可以反射動作或是靠自己的意思活動。而在最下方的肛門括約肌，和尿道括約肌

肛門括約肌

打開閉攏肛門的肌肉，包括與意志無關的肛門內括約肌，以及能夠靠自己意志開閉的肛門外括約肌。當糞便送到直腸時，在無意識中肛門內括約肌會鬆弛，同時產生便意，肛門外括約肌鬆弛而排便。

骨盆隔膜的收縮

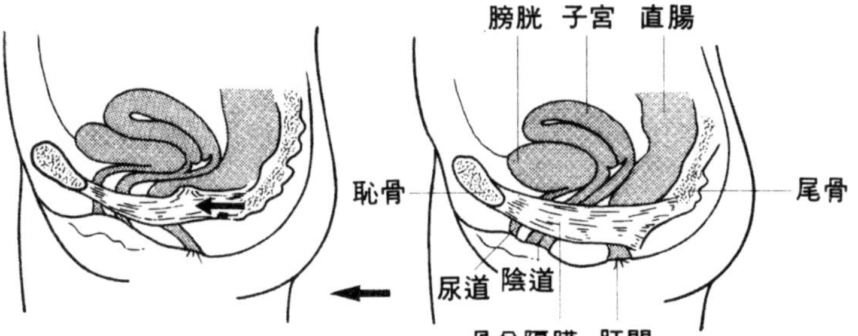

緊縮骨盆底時　　不用力時

的外周部分也是相同的。

骨盆底的肌肉就好像開閉尿道的瓣膜

為什麼要執著於骨盆底的探討呢？那是因爲這些肌肉和尿失禁有非常密切的關係。

健康女性的膀胱積存尿到某種狀態時，即使運動或是咳嗽、打噴嚏、用力等也不會漏尿。這是爲什麼呢？因爲骨盆底會反射緊縮而支撐內臟，因此當腹部用力，內臟也不會下墜。

這時骨盆底會變成何種情形呢？位於三層構造正中央的骨盆隔膜收縮，並拉往前方恥骨的方向。這時就如上圖所示，直腸和陰道及尿道也被一起拉向前方，導致這個部分會曲折，因此，尿道狹窄便不容易漏尿。

當然在忍耐或者是排放尿或糞便時，與尿道括約肌或肛門括約肌有關，而這些括約肌也同時隨著骨盆隔膜收縮。然而光是這些括約肌還不夠，雖然骨盆隔膜具有封閉骨盆底瓣膜的作用，但，必須再加上尿道括約肌的緊縮，也就是具有兩段式的構造。

骨盆底肌肉的活動具有很大的個人差

通常骨盆底的肌肉，在我們跑、跳、拿重物，或者是從躺著而起身的狀態，甚至是笑等日常動作，加諸腹壓時會反射的收縮。當然也可以靠自己的意志使其活動。

我卻發現很多女性，在十人中就有一人沒有辦法做這些理所當然的行為。有的人是因為生產時，造成骨盆底受損而活動不良，但是，在此問題之前，主要是因為骨盆底活動的好壞，具有很大的個人差。

造成個人差的原因之一，認為骨盆底欠缺某種身體的印象，例如，不能靠自己的意思、也沒有辦法反射性的使其活動；就算能夠活動，但，像第一章所介紹的T小姐，則是將緊縮骨盆底的忍尿動作，和放鬆骨盆底的排尿動作弄錯了。

當然年齡也會造成差距，年輕人骨盆底的肌肉和韌帶都比較厚，骨盆底本身也非常的堅固。但是隨著年齡的增長，肌肉變薄、骨盆底鬆弛，所以配合個人差和年齡差，骨盆底性能也有好壞之分。

關於骨盆底性能的好壞，相信幫助生產的助產士應該感受最深刻。一般而言，骨盆底活動良好的人，生產時用力和放鬆的動作做得很好，相反的，不懂得用力的人，大多無法做骨盆底緊縮的用力動作。

自己檢查骨盆底肌肉的動作

骨盆底到底是具有何種構造或發生何種作用呢？爲了掌握這種身體的印象，大家應該要讓自己的骨盆底肌肉好好的收縮，來加以確認。

相信很多人在無意識當中，也會讓骨盆底活動。

骨盆底肌肉的活動具有很大的個人差，是否能正確使得自己的骨盆底活動，這是重點所在。

爲了調查骨盆底是否能正確的活動，泌尿科或婦產科的醫師或是助產士，可以爲妳詳細的檢查骨盆底，但是，如果不希望這麼做的人，可以自己來確認。

在泡澡脫光衣服的時候，用右手的食指、中指、無名指指尖輕輕抵住肛門和會陰部，感覺好像忍耐放屁或尿意一樣，當腹部突然用力，這時在肛門前方有個比較硬的部分叫**會陰腱中心**，如果此部分能夠緊縮往上抬，這表示骨盆底能夠正確的收縮。

此外，照鏡子將棉花棒插入陰道中，突然收縮骨盆底，如果能使棉花棒的方向改變，就表示骨盆底能夠好好的活動。如果利用手指深入陰道中、收縮骨盆，也可以確認是否

會陰腱中心

位於肛門與陰道入口之間中央線上，皮膚下方的硬組織。由肛門括約肌兩側的肛門提肌，和會陰深橫肌等固定於此處，也是骨盆底支持力學中樞的重要構造。

腹壓性尿失禁

咳嗽、打噴嚏或是笑、跑時，突然加諸腹壓時，內褲會濕掉，這種少量的漏尿稱爲尿失禁。原因是膀胱下垂，但膀胱與尿道本身無異常。

迫切性尿失禁

感覺到尿意，要去上廁所之前，無法忍耐而漏尿的尿失禁。

反射性尿失禁

膀胱積存到某種程度的尿時，雖然沒有尿意卻反射性引起排尿的尿失禁。其特徵是大量漏尿。

能夠正確的收縮。

再者，還有在中途忍耐不要排尿的方法等等，若這時尿的排出速度減緩，則證明了骨盆底的肌肉收縮了。

大部分的人利用這個方法，就可以確認自己的骨盆底收縮的狀況如何，假使沒有自信，最好接受專門醫師的診察。

女性的尿失禁大部分都在加諸腹壓時所引起

對骨盆底有了很好的身體印象之後，我們再來探討尿失禁的話題。

女性尿失禁依原因的不同，也分爲各種形態。

先前很多書籍介紹「**腹壓性尿失禁**」、「**迫切性尿失禁**」「**反射性尿失禁**」、「**溢流性尿失禁**」、「**機能性尿失禁**」等等的分類法。但是，這不能指出到底是哪一個部分不良，因此，漏尿的原因不要加以分類。況且如果執著於這些名稱分類，會出現很多無法掌握形態的尿失禁，恐怕連患者本身，也無法判斷自己是屬於哪一種形態。

所以我爲了讓患者容易了解，以下指出更明確的區分法。

尿失禁大致分爲兩種形態。一種就是神經系統異常或膀胱本身的問題，而它是屬於尿路障礙型的尿失禁，即膀胱在不該收縮的時候收縮，而尿道在不該鬆弛的時候，所引起的現象。

再者，另外一種就是膀胱的尿道正常，可是尿路周圍的環境，即骨盆底不良所引起的尿失禁。

例如，引起**腦梗塞**的老年人，或是因爲交通意外事故，脊髓損傷的人出現的尿失禁，大多屬於前者。

腹部用力時，雖然沒有尿意，但是卻會漏尿的尿失禁。這類的尿失禁，神經、膀胱、尿道幾乎都沒有問題，所以是屬於後者。生孩子之後的四十～五十歲層的女性，大多是屬於後者的尿失禁。

這一類的尿失禁一般稱爲「腹壓性尿失禁」。

溢流性尿失禁

排尿不順暢，因此尿積存到達膀胱容量的界線，產生慢慢漏尿的尿失禁。男性容易因爲前列腺肥大症，女性在動過子宮癌手術後容易引起。

機能性尿失禁

由於重度身心障礙或疾病，無法採取移動到廁所去排尿的行動，結果必須利用尿布或者是導尿管排尿的狀態。

腦梗塞

腦血管循環出現問題，部分腦神經組織壞死，稱爲腦梗塞。

加諸腹壓時會漏尿的腹壓性尿失禁比較多，不過要仔細檢查神經、膀胱、尿道的功能是否有問題。所以我還是將加諸腹壓時，會出現的漏尿現象稱爲「腹壓時的尿失禁」。

腹壓時的尿失禁分類……

診察腹壓時漏尿的患者，我的檢查重點是包括骨盆底的支撐是否穩固、尿道機能以及膀胱機能是否正常這三項。

加諸腹壓時，引起大部分女性尿失禁的原因包括：

(1) 骨盆底鬆弛而引起。

(2) 尿道不良而引起。

(3) 膀胱不良而引起。

大致爲以上這三個原因。

但是，並不是單純(1)(2)(3)其中之一的問題，有時則是這些要素，複雜糾纏在一起而產生的。

如果光是因爲(1)的骨盆底弛緩而引起的，稱爲「單純型腹壓性尿失禁」。這就是骨盆底的弛緩，使得尿道鬆弛或是膀胱下墜導致尿道縮短，因此，尿沒有辦法一直保存在膀胱內的狀態。一般所說的腹壓性尿失禁，原本是指這一型，產後的漏尿也符合這一項，而第一章的M女士也屬之。

但是，加諸腹壓時，漏尿是否全都是屬於單純型腹壓性尿失禁？即，是不是都因爲膀胱尿道周圍環境的問題而漏尿呢？事實上，並不是如此的。

可能具有⑴的骨盆底弛緩的基礎，再加上⑵的尿道機能減退，或者是加上⑶的膀胱機能減退而造成的。

因此，混合了尿路的問題和尿路環境問題在內，我認爲應該稱爲「混合型腹壓性尿失禁」。就停經期女性的漏尿，大多是屬於這一型。

雖然骨盆底並沒有弛緩，但是膀胱和尿道機能異常，因此加諸腹壓時，會出現膀胱收縮及尿道弛緩，進而引起漏尿的現象。這一型的尿失禁，雖然是腹壓時的漏尿，但是不能算是腹壓性尿失禁。

爲什麼要特意做這樣的區分方式呢？因爲尿失禁形態的不同，治療方法也不同。如果是單純型腹壓性尿失禁，只要進行骨盆底訓練或是手術就能完全治好。如果是混合型腹壓性尿失禁，雖然無法得到如單純型般的效果，但是，還是使用骨盆底訓練或手術比較有效。

可是腹壓時的漏尿，如果不是屬於腹壓性尿失禁，則原本不是由骨盆底弛緩所造成的，便不適合動手術。這時只好給予藥物並進行生活指導等，從多方面來著手處置。

女性目前最多見的典型尿失禁，是因爲生產等導致骨盆底弛緩，再加上生產及加齡導致尿道和肛門緊度不佳，即是指(1)與(2)或(3)重合，而形成「混合型腹壓性尿失禁」。

骨盆底弛緩所引起尿失禁的構造

骨盆底弛緩時，爲什麼會引起尿失禁的構造？答案非常

骨盆底弛緩與膀胱的下降

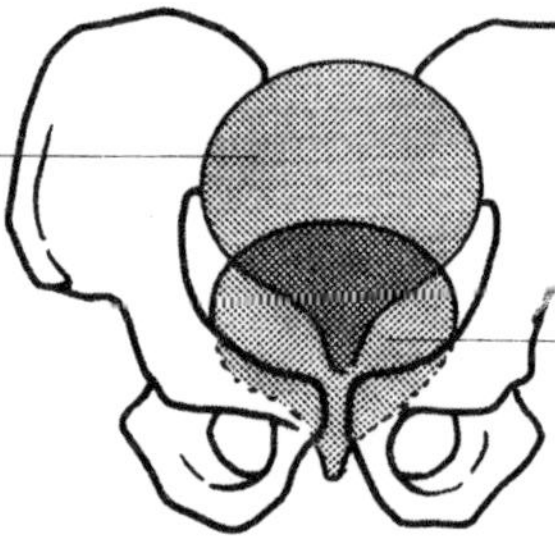
膀胱的
正常位置
骨盆
下垂的膀胱
到這個位置
時，加諸腹
壓容易漏尿。

骨盆底脆弱，導致骨盆底往上的尿道長度變短，當加諸腹壓時骨盆底鬆弛，因此無法順暢發揮從外面擠壓尿道的力量。

的簡單。這是因爲骨盆底的肌肉，尤其是正中央強韌的骨盆隔膜，它就像吊床一樣從下方牢牢的支撐膀胱，這時膀胱就會在骨盆隔膜的上方。

這點也指出膀胱是屬於腹部的領域，在這種狀態下加諸腹壓使膀胱內壓上升，而在其下方的骨盆隔膜以及尿道括約肌緊縮，此時，尿道曲折緊縮就能防止漏尿現象。

但是，當骨盆隔膜鬆弛而無法支撐膀胱時，沈重的膀胱會下墜，甚至進入骨盆隔膜中（參考圖）。

原本應該在骨盆隔膜上方，即在腹部領域的膀胱，卻跑到骨盆隔膜下方，掉到屬於會陰的領域，這時尿道縮短、加諸腹壓時，即使骨盆隔膜收縮，可是由於從外界壓迫尿道力量無法充分的發揮，加上骨盆隔膜本身鬆弛，因此，導致骨盆隔膜收縮、彎曲尿道的效果不彰。

結果瞬間膀胱的內壓超過尿道的內壓，而出現漏尿的現象。這就是屬於單純型腹壓性尿失禁（參考次頁圖）。

尿道括約肌的性能及本人的活動程度也是問題

腹壓性尿失禁的問題點是否有三大條件？我說過好幾次，就是膀胱是否在骨盆隔膜下方，在第三章會爲各位詳細叙述這一點。

第一點是因爲生產使得骨盆隔膜受損，是最大的原因。

第二點則是尿道括約肌的性能。骨盆隔膜即使稍微鬆弛，但是，如果尿道括約肌的緊度極佳也能夠防止漏尿。所以，最後決定會不會漏尿的因素，就在於尿道括約肌性能的好壞。尿道括約肌緊度的好壞天生具有個人差，而這個肌肉

引起單純型腹壓性尿失禁的構造

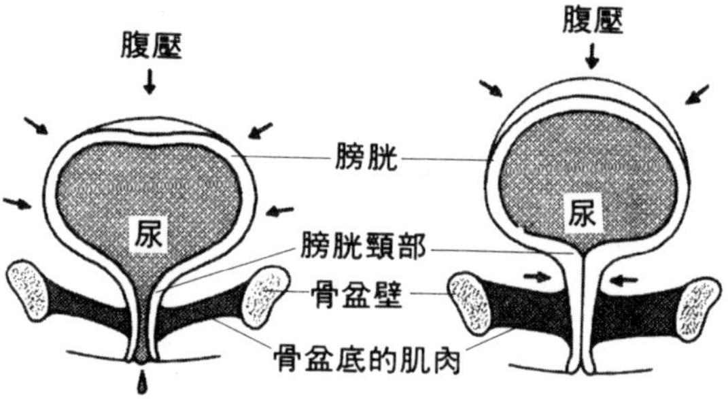

骨盆底弛緩的狀態　　正常的狀態

骨盆底的肌肉變弱、變薄、弛緩時，無法支撐膀胱頸部。因此，膀胱頸部下垂，當加諸腹壓時就會漏尿。

也會因爲生產，一部分遭到拉扯而受損。此外，因爲是肌肉，當然會隨著年齡增長而收縮力衰退。

第三點則是個人的活動程度。即使符合一與二的條件，如果能在家中靜靜過活的人，其腹壓變化較少且也不容易引起漏尿的現象。

但是，現在女性進駐社會後，如有工作、喜歡旅行和運動，以及活動範圍廣泛的人，大都有漏尿的經驗，甚至因爲尿失禁而造成非常嚴重的煩惱。

當然不是說只有這三種條件，不過，事實上看女性尿失禁的例子，會發現大多符合這些條件。

此外，肥胖或者是太高，也與腹壓性

子宮頸部
在子宮的陰道附近固定於骨盆壁的部分。而深處腹腔中的部分則是子宮體部。

尿失禁有關，並不是說太胖或是太高容易漏尿，而是胖的人或是比較高的人與瘦子或是身材矮小的人相比，加諸於腹部的腹壓會較高，所以對骨盆底的負擔較大，因此，漏尿量也比較多。

骨盆底弛緩引起的其它問題

骨盆底弛緩與尿失禁的關係已經爲各位說明過了，但是骨盆底鬆弛所引起的問題不只是尿失禁而已。

因爲骨盆底衰弱之後，無法支撐臟器，則子宮和陰道也和膀胱一樣會下墜，會導致陰道壁捲縮而從陰道入口漏出，然而，當子宮沈重下墜時，**子宮頸部**也可能會從陰道入口漏出來。

像這種情形在前面已經說明過了，即所謂的性器脫或是子宮脫。因爲生產而使骨盆隔膜受損以及生產後引起的性器脫，或是生產後沒什麼問題，但是，到了六十歲以後出現性

子宮頸部與子宮體部

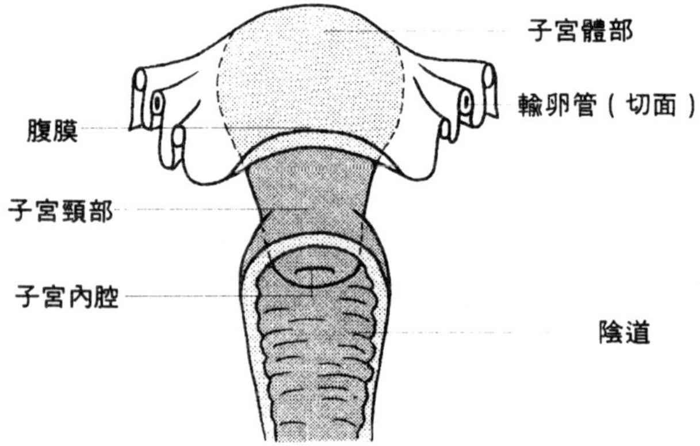

器脫，屬這一類的例子並不少。

而這些現象大多和漏尿的現象同時存在，但是漏尿是屬於骨盆底弛緩較輕微的階段。

重症的骨盆底弛緩而引起性器脫時，尿道曲折很難排尿。像這一類排尿困難或者是排尿後，伴隨殘尿性器脫的修復手術非常的細微，必須要非常慎重。如果手術方式選擇錯誤，手術後還是會開始漏尿。

所以，如果骨盆底鬆弛還沒有到性器脫的地步，有時甚至在人前沒有辦法忍耐不放屁，認爲再這樣下去擔心糞便也可能會漏出來，而有的人骨盆底原本就比較鬆弛，在動了痔瘡手術之後，造成肛門括約肌狀態不良，甚至會漏糞便。

包括漏尿在內，隨著年齡的增長，各種的問題都可能造成煩惱，爲了避免這些煩惱的出現，一定要好好的保護骨盆底，相信各位已經了解這一點的重要性了。

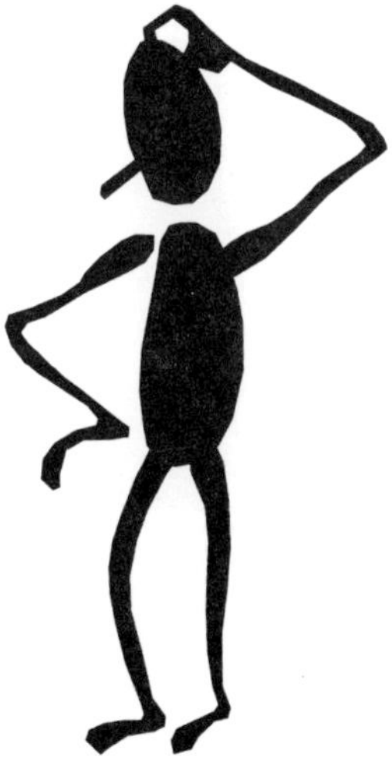

第3章

年輕女性的尿失禁及預防法

▽為預防尿失禁，要考慮懷孕、生產的問題

●了解懷孕、生產與骨盆底弛緩的關係

使骨盆底弛緩最大的原因就是懷孕、生產

骨盆底肌肉鬆弛，是造成女性尿失禁的主要原因，那麼到底是什麼原因會使骨盆底肌肉弛緩呢?在此為各位詳細探討一番。

造成骨盆底肌肉弛緩的原因之一，就是人以兩隻腳站立

生活。而人類長期以直立的姿勢生活，爲了支撐內臟的重量，骨盆底必須承受極大的負擔，這是骨盆底無可避免的宿命。人類與其它動物相比，較長壽，一旦長壽，骨盆底長期之後就會衰弱、變形並且是高度變形。

但是，造成骨盆底弛緩的最大原因，則是懷孕、生產，這是大家熟悉的一點。不過引起腹壓性尿失禁的人，幾乎都是有過生產經驗的人。相反的，沒有生產經驗的人，就很少出現腹壓性尿失禁的現象。由此可知，懷孕、生產與骨盆底弛緩具有密切的關係。

尤其二十或三十歲層年輕一代的尿失禁，其關鍵幾乎都是與懷孕、生產有直接的關係。

懷孕中的漏尿不需要擔心

很多人是在懷孕之後才有漏尿的經驗。根據某項統計顯示，大約六成孕婦有漏尿的現象，因此，懷孕時的漏尿算是一種生理現象，非常的普遍。

從骨盆底的觀點來看，在懷孕時，支撐子宮的內骨盆筋膜和陰道壁變得柔軟，而子宮、胎兒、胎盤、羊水等的重量加諸在骨盆底上，使子宮變大，並朝著骨盆隔膜上升。與懷孕前相比，骨盆隔膜的負擔顯著增大了。

從懷孕第二十八週開始到臨盆前，是最容易引起漏尿的時期，據說也可能受到荷爾蒙的影響，但是最大的原因還是由於子宮和膀胱的位置所造成的。隨著胎兒的頭部增大，壓迫到前方的膀胱，因而導致排尿次數接近，但也可能是加諸腹壓時會出現少量漏尿的現象。

膀胱與子宮的位置，原本就具有微妙的個人差。在懷孕時是否會漏尿，也因這些位置關係的不同而有差異。膀胱在子宮頸部上方的人，當子宮增大，會拉扯膀胱頸部這個重要部分，並會導致膀胱頸部及尿道上部的緊度不佳，而容易引起漏尿。相反的，如果陰道前壁鬆弛，膀胱極端下墜時，也可能因爲其它理由而容易漏尿。

即使有一點漏尿現象，但在產褥期大多會墊**惡露**用的棉墊，因此不會太在意。但在懷孕時如果沒有墊棉墊，在不知不覺中內褲都濕了，會因此感到困擾。

不過這種懷孕中的漏尿現象，等到生產過後子宮和膀胱恢復原先的位置，就能痊癒了，不需要再做特別的治療。如果捲**腹帶**，子宮不會下墜且不容易漏尿，若擔心的人就好好的使用它吧！

懷孕中的漏尿和**破水**，必須要好好的加以注意與區別。有的人將漏尿誤以爲是破水而到醫院來，有時則是破水卻誤以爲是漏尿，而延遲了住院的時機。所以，如果不了解是哪一種，那麼可以聞聞味道，就知道是不是尿了。

因為生產時骨盆底嚴重受損

生產會使骨盆底嚴重受損，雖然不是所有的生產者都有這

惡露　產後子宮內的傷口所排出的分泌物。隨著子宮的復原，由血性變成不帶血的白色分泌物，在產後四～六週內會消失。

腹帶　懷孕五個月是裹在下腹部的棉布。目的爲防止寒冷、固定腹部。最近以穿、脫簡便的束腹和腹捲型的腹帶爲主流。

破水　幫助胎兒的卵膜破裂使羊水流出，稱爲破水。通常在分娩第一期的後半段會出現，而羊水會帶一些腥臭味。

樣的經驗，但是，因爲生產而造成骨盆底受損的女性很多。

在第二章曾說過，骨盆底是由三層構造所構成。而胎兒的頭推開產道露出來，是因爲在最上方子宮和陰道與骨盆壁連結的內骨盆筋膜，柔軟且容易拉長。但是當胎頭進入產道之後，枕部將尿道朝向**恥骨結合**處壓迫，同時，將膀胱頸部往上推到上前方，因此膀胱變成兩種形態。

持續這個壓迫時，會將**恥頸韌帶**用力拉長破壞，而失去了將陰道往上吊的力量，所以生產之後，陰道壁鬆弛，捲縮的陰道壁會從陰道口露出。

其次胎頭前屈或是回旋前進，而這時三層構造物正中央的骨盆底中心的骨盆隔膜，受到胎頭的推擠而大幅度的拉扯，導致肌肉纖維斷裂以及一部分的神經斷裂。當肌肉纖維斷裂時，沒有辦法再成爲肌肉而收縮，因此，受到極大的損傷。

最後則是胎兒的頭從骨盆底脫出時，會使得會陰膜、會陰淺層等，會陰整體變得大而膨脹。當骨盆底的伸展達到最

恥骨結合

恥骨是指骨盆壁最前方左右一對的骨，從下腹部的腹壁就可以碰到。左、右恥骨爲軟骨組織，結合處稱爲恥骨結合，由恥骨結合所造成的下腹部的隆起，稱爲恥丘。

恥頸韌帶

支持恥骨與膀胱頸部和子宮頸部的纖維性組織。因爲生產而拉長受傷時，導致陰道前壁鬆弛，成爲引起性器脫的原因。

大限度時，不僅會陰膜會損傷，屬於會陰膜的**橫紋肌**以及支配肛門括約肌的末梢神經也會受損。

難產或高齡初產容易使骨盆底受損

初產時最容易使骨盆底受損傷，第二次以後的生產，通過骨盆底中的問題部位都已經遭到破壞，因此，不會像初產時會受到那樣大的傷害。當然，難產傷害骨盆底的情形會比輕鬆的順產更嚴重。

使用**肌電圖**調查，發現經陰道分娩的骨盆底損傷，在產後經過數年之後，仍然沒有辦法完全恢復原狀。

此外，復原的程度也因年齡的不同也有差距，一般而言，年輕人復原較早、恢復狀態良好。但是，三十五歲以上的高齡初產者，其骨盆底的損傷比較嚴重，而產後或是年紀大了之後，會發生性器脫或尿失禁的機率也比較高。事實上，因為性器脫或尿失禁而到我這兒接受治療的患者，聽說

橫紋肌　為一種肌肉，能夠靠意志控制的隨意肌。用顯微鏡觀察時，肌肉纖維中出現規則的橫條紋，因此命名為橫紋肌。像骨骼肌或構成心臟壁的心肌等都是橫紋肌。而相反的，消化管等則是不具有橫條紋的平滑肌所構成的。

肌電圖　藉著擺在肌肉表面與內部的電擊，探測肌肉收縮時產生的弱電流，利用電器增幅檢測出來的評價法。能夠藉此得到肌肉以及支配肌肉的運動神經的資訊。

她們都是高齡生產者。但是，有的人二十幾歲生產之後，產後還是有尿失禁的現象，所以不見得年輕就沒有問題。

一般而言，利用剖腹產手術生產的人，完全不會出現這種骨盆底損傷的現象。

產褥期到後半期時，惡露減少、體調恢復，感覺好像一切都已經復原了，但是關於骨盆底方面，因爲生產造成的變化部分仍然殘留著，所以，也會成爲日後性器脫和尿失禁的原因。

產後的漏尿不可掉以輕心

在懷孕中引起的漏尿，通常在生產結束之後就能夠消失。但是有時產後仍然出現漏尿的現象，患者可能認爲和懷孕時的漏尿是同樣的情況，但是產後的漏尿因爲肚子裡並沒有胎兒，因此在這種狀態下漏尿，我們醫師比較擔心。

懷孕中漏尿的人不見得產後仍然會漏尿，生第一胎或第二胎在懷孕中漏尿，但是生了兩胎產後，都沒有漏尿的例子就不用擔心了。

如果在懷孕中漏尿，一直持續到產褥期或者是懷孕中沒有漏尿，生產結束之後反而開始漏尿就必須注意了。懷孕中的漏尿是因爲膀胱或子宮的位置關係，所引起的生理現象，但是產褥期的漏尿則意義完全不同，可能是因爲生產導致骨盆底狀態不良，而引起的漏尿。

產後漏尿通常四個月就能痊癒……

產後一週，除了漏尿之外，也可能出現各種的排尿障礙，例如：完全不會產生尿意、排尿不順暢，或上廁所之後還有殘尿感等。

有的是不容易排尿的排尿障礙，因爲生產，使膀胱頸部或尿道被拉扯，掌管排尿的神經受損而引起這種現象。這些都是暫時性的，在產後幾天到三週之內就能痊癒。

但是，產褥期的漏尿，需要花較長時間才能痊癒，產後立刻出現的漏尿現象，並不是膀胱積滿了尿液，雖然沒有尿意，而加諸腹壓時可能會漏尿；或者是感覺到尿意時，卻無法忍受而漏尿的例子很多。這是因爲生產使得骨盆底的肌肉發炎、受損而造成的，所以膀胱無法正常收縮。

但是，像這一類產褥期的漏尿，九成在產後四個月內，骨盆底穩固之後自然就能夠痊癒。所以，如果在這段時期之前能夠痊癒就沒有問題了。若是產後過了四個月，漏尿現象仍然持續，則可能是無法自然痊癒的尿失禁，這時就必須趕緊考慮到診斷和治療的問題了。

懷第二胎時的漏尿現象也要注意

雖然說懷孕時的漏尿現象不用擔心，但是卻因初產或懷第二胎而有所不同。有的人生第一胎的時候沒有問題，但懷第二胎時卻開始漏尿，聽說這些人大多是在懷第一胎的時候不會漏尿，到產褥期才開始漏尿。

像這種在懷第一胎時沒有問題，但是到了產褥期開始漏尿，現在懷了第二胎又漏尿的人，可能是最初的生產骨盆底受了嚴重的損傷所造成的。像這些人第二胎的生產，與其採用自然生產（經陰道分娩）的方式生產，還不如動剖腹產手術對於骨盆底比較好。此外，即使是採用普通經陰道分娩的方式生下第二胎，在產褥期也要對於骨盆底充分養生，並同時要進行骨盆底訓練才行。而這對於日後防止各種骨盆底的問題而言，都是非常重要的步驟。

▽生產時預防尿失禁所需要的注意事項

●盡可能採取不會損傷骨盆底的生產方式

預防尿失禁，生產時骨盆底防護很重要

因為懷孕或生產，導致女性的骨盆底受到極大的破壞，並且失去了支撐骨盆內臟器的力量，引起各種的問題。相信各位已經了解其嚴重性了。

在年輕的時候，即使骨盆底受損，而有一點漏尿的現象還是會痊癒，因此大家可能沒有切身的感覺。但是將破壞的骨盆底放任不管，在過了二十～三十年後，往往在中高年齡層時會開始漏尿，甚至陰道壁和子宮會脫出到陰道口外或放屁不止，以及漏糞便等等嚴重的事態都可能發生。

我的患者大部分是五十歲以上，因爲尿失禁或性器脫而來受診的，都說：「聽妳這麼說，喔！我想起來了，在生產完之後好像就開始漏尿了。」

所以尿失禁與其注重治療，還不如在適當時期好好的防護，在還沒有製造出原因之前就加以預防，才是最重要的。

預防的最大重點就是生產時，在生產時一定要好好的防護骨盆底，將損傷減少到最低限度，否則當年齡大了就會受到漏尿或是性器脫的打擊。

不要拖長生產的時間

要防止骨盆底遭到嚴重的損害，盡可能不要拖長生產的時間。生產到子宮口全開爲止爲第一期；子宮口張開到胎兒下降到骨盆中生出來之前叫第二期；而胎盤娩出稱爲第三期。骨盆底受傷是屬於第二期，當胎兒的頭下降到骨盆底時，如果時間拖的太長的話，膀胱頸部往上抬會使韌帶或神經受損。

此外，骨盆隔膜長時間被拉扯、變形而無法復原，因此，如何順利度過第二期，是保護骨盆底的重點。

最近「自然生產」掀起一種旋風，拒絕促進陣痛或者是不想利用**鉗子分娩**或**吸引分娩**，更不願意切開會陰等的產婦也不少。但是基於骨盆底防護的立場而言，這是最令人感到困擾的作法。

如果拖長生產的時間，骨盆底受損嚴重就會引起後遺症。

鉗子分娩、吸引分娩

鉗子是指金屬製的一對木片狀器具，能夠夾住胎兒臉頰到下巴的部分。鉗子分娩則是指用鉗子進行胎頭的旋轉或牽引，牽出產道內胎兒的分娩方式。從胎兒的狀態或分娩進行的經過來看，如果必須要趕緊結束分娩時，則使用這種方法。

所謂吸引分娩，就是使用陰壓的吸引杯，罩在胎兒的頭上，牽出胎兒的分娩方法。基本使用法與鉗子分娩相同。

與其如此，還不如依狀況的不同，使用**陣痛促進劑**或者是進行鉗子分娩、吸引分娩，儘可能縮短拉扯骨盆底的時間較好。

此外，雖然是難產，可是卻執著要經陰道分娩，那麼可能會留下骨盆底無法修復的損傷。這時不要太過於頑固，最好動剖腹產手術。

「絕對不要會陰切開」是值得商榷的想法

關於**會陰切開**也是同樣的道理，有些人不願意會陰切開而希望多花點時間讓其自然的張開，而我認爲這個想法有待商榷。

骨盆底肌肉的強度和生產情況，具有人種差和個人差。有的人即使生產，骨盆隔膜幾乎不會受損。根據我的經驗，偶爾也會遇到會陰伸展極佳的例子，既不會破壞骨盆底，也不需要會陰切開便可直接生產的人。

陣痛促進劑

前列腺素或者是催產素等促進子宮收縮的藥物。當陣痛微弱、分娩拖得太久時、羊水破了之後或者是陣痛一直無法出現時，爲了促進陣痛、誘發陣痛而使用這種陣痛促進劑。

會陰切開

胎兒通過會陰娩出時，爲避免會陰腱中心或肛門括約肌等受損，因此事先用剪刀剪開，避開這些構造，選擇容易縫合、修復的部位。

但是，不是每個人都如此，胎頭直徑爲十公分，假使不切開會陰，則表面皮膚和皮下組織會不斷的被拉開，其下方的肌肉和會陰腱中心（參考四十四頁）也會被撕裂。如果不知道這一點，產後放任不管，則陰道鬆弛、泡澡時洗澡水進入陰道內會引起問題，甚至生產之後陰道會變得鬆軟。

因此，在骨盆隔膜和會陰淺層的肌肉，還沒有遭到破壞之前，必須要加以保護，我認爲一定要會陰切開。事實上，有很多人都需要會陰切開，尤其初產更是如此。

第二胎的生產不需要會陰切開的例子增加了，但是，我認爲這是因爲第一次生產，骨盆底已經變形，導致容易拉長的緣故。所以，不要因爲第二次生產不需要會陰切開，而沾沾自喜。

更不要執著的說不想會陰切開，如果有必要的話，就必須要配合醫師的作法。

尤其要生下超過三・五公斤的大嬰兒，如果不切開會陰，恐怕會造成嚴重的後遺症。

我不知道爲什麼在生產的時候，大家還會執著於這個問題，與其考慮到眼前的問題，還不如考慮二十、三十年後可能發生的後遺症，選擇更好的方法是正確的。

避免會陰切開所造成的問題

會陰切開的時機非常的重要，如果切開的時間太晚，在應該切開的時候會陰肌肉中的會陰腱中心已經斷裂。這時生產之後，**陰門**會沒有辦法好好的閉緊。

會陰切開本身並不是一件壞事，所以不要拖延切開的時機。基於以上的考量，還不如早點會陰切開，事後再漂亮的縫合，才能夠防止很多的問題發生。

關於會陰切開方面，切開之後一定要好好的消毒，漂亮的縫合，不過關於這一問題似乎有草率處理的傾向。通常助產士抱起嬰兒的時候，並沒有消毒陰道，在嬰兒生出的時候

陰門
陰道的入口。

肛門鬆弛、直腸黏液排出，因此切開會陰這種醫學的處置，必須連帶加上外陰部和陰道內的洗淨消毒。醫師也要重新準備手套和器械（持針器、剪刀等），進行縫合才行。

事實上，並沒有消毒就直接縫合結果造成感染，或者是表面縫合，裡面肌肉卻依然斷裂的草率處置方法，但是，因爲已經縫合沒有辦法再復原的問題也不少。所以，很多的產婦就是因爲這種原因，而不願意進行會陰切開。

這是醫師方面的問題，由於產婦沒有辦法處理，所以必須要選擇對於骨盆底有正確知識與理解的醫師，如此就不會發生這種問題了。

不破壞骨盆底的生產

在生產時，還具備一些破壞骨盆底的要素。以前產科醫師或是助產士，經常使用的手法技巧之一，就是爲了使嬰兒早點生出來，會採用推產婦肚子的方法，但這樣會使得支撐子宮的內骨盆筋膜斷裂，所以絕對不要這麼做。我認為如果眞的想要讓嬰兒早點生出來，可以利用鉗子娩出。

此外，子宮口全開之後，為了使胎兒的頭容易下降，因此有些助產士會使用手指擴張產道。這也是會使骨盆底肌肉或會陰腱中心斷裂的危險行為，因此絕對要避免。如果需要娩出力，可以利用陣痛促進劑，或者是鉗子、吸引分娩等的力量。

從歷史來看，生產是以平安無事的生下嬰兒，防止子宮或陰道的出血，並且避免感染症的出現為先決條件，所以以往一直沒有顧及到要保護產婦的會陰。而現在希望自然生產產婦的希望是，除了醫學的觀點之外，還加入其它的要素，因此很難得到各方面都均衡的生產。

但是，以我們醫師的立場來看，除平安生產之外，我認為應該極力避免破壞骨盆底，並且要經常防護會陰。事實上，想要不損傷骨盆底的生產非常的困難，但是，我希望今後擁有我這種想法的婦產科醫師能夠逐漸增加。

因此，孕婦對於骨盆底要有基本的知識，不光是平安無事的生下嬰兒，還要更進一步的努力，並進行保護自己骨盆底的生產。

▽預防尿失禁所需的產褥期注意事項

●產後三週內要進行骨盆底的養生

儘可能過著不會對骨盆底施加重力的生活

爲了保護骨盆底，在產褥期儘可能要多躺下來。如果在骨盆底鬆弛的狀態下，仍長時間站立，則會導致陰道、子宮和膀胱沈重下墜。爲避免這種情況發生，能夠躺著時候就盡量躺著。

如果是小家庭或者是已經生了其他的孩子，必須要做家事，則盡量避免拿重物或者是施加腹壓。

最好在產後三週內不要經常下床。除了照顧嬰兒之外，盡量躺下來較爲理想。

在美國，通常生產第二天就出院了，這是因爲住院費用太貴。不過，在美國是丈夫能夠得到產假的國家，即使出院，剛生產過的妻子，也不會當天站在廚房裡做家事。當我去法國留學，發現法國和日本一樣，在生產後要住院一週。

大家認爲產後的靜養是爲了使子宮復原，或者是治療會陰切開的傷口，但是，生產受傷的骨盆底，也是需要利用這段時間來復原。生產剛過後的骨盆底會往下鬆弛，爲避免日後有尿失禁的煩惱，在這個時期一定要好好的養生，儘可能使得骨盆底復原。

難產的人或者是生下較大嬰兒的人；生第二胎的人或太胖容易承受較大腹壓的人，在產褥期有可能會漏尿，因此，在產褥期要比別人更小心。而這些人在產後過了三週之後，最好進行骨盆底訓練。

嚴禁勒緊腰部或腹部

產後非常擔心腰部和腹部的鬆弛，認爲生產後鬆弛的腹部儘早勒緊的話更有效，因此，可能會利用束腹或者是腹帶來勒緊腰部或腹部。可是對於骨盆底而言，這是最不好的行爲。

在骨盆隔膜拉長、鬆弛的狀態下，勒緊腹部會使腹部內壓上升。這時壓力無法逃脫，只好對於脆弱的骨盆底造成負擔。而在勒緊的狀態下打噴嚏或是拿重物時，更容易加重負擔，其結果會導致漏尿，子宮和膀胱也會下垂。

也許有的人會認爲我只生一胎沒有問題，但是生產剛過後的骨盆底，不論是初產或經產同樣都會受損。

產後一個月進行檢診的人當中，有的人因爲生產而陰道壁鬆弛或子宮略微下垂，但是，有的人卻認爲這是因爲年紀大，了而出現性器脫的現象。

所以，本人便若無其事的用束腹勒緊腹部，可是當我向她們仔細說明之後，她們才拿掉束腹。

就醫學觀點而言，支撐骨盆底的力量要在生產後過了四～六週才能恢復，因此，要綁產褥束腹最快也要在產後過了一個月檢診之後才可以進行。

在一個月檢診時，如果骨盆隔膜穩固、子宮和膀胱沒有下垂，陰道口也沒有張開，則表示骨盆底的恢復順利，這時即使使用束腹也無害。

但是，如果在骨盆隔膜還沒有修復的狀態之下，最好過了產後八週再使用束腹。

產後過了六～八週再進行腹肌運動

基於同樣的理由，產後暫時不要進行腹肌運動。因爲強化腹部肌肉，就和使用束腹或拿重物道理是相同的，會使腹壓上升，並對骨盆底增加負擔。

產後骨盆底會暫時較爲鬆弛，身體周圍也比較鬆軟無力，所以，骨盆底和身體周圍必須要花一段時間，才能夠恢復原狀。因此，鍛鍊腹肌或是拿重物，最好在產後過了六～八週以後再進行。

到了這個時期，和懷孕前同樣的，即使做任何運動都無妨。看到產後鬆弛的腹部，希望趕緊恢復到懷孕前緊繃的腹部，這種心情我也了解。但是腹部在以後還可以緊縮，可是骨盆底的鬆弛就不是如此了。如果放任不管，子宮和膀胱會比骨盆隔膜更爲下降。一旦引起尿失禁或性器脫時，再進行骨盆底訓練已經來不及了。

不過，骨盆底和腹部不同，自己的眼睛看不到，因此可能沒有什麼實際的感受。但是，緊縮腹部反而造成漏尿現象，那也沒有任何的好處。

所以，產後不應該考慮美容，而應該以骨盆底爲優先考量，暫時延緩腹肌運動，讓腹部恢復原狀較好。

骨盆隔膜的收縮

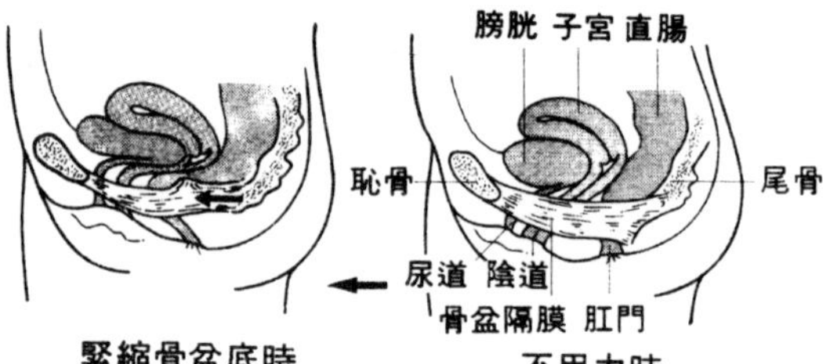

產後過了三週開始骨盆底訓練

當骨盆底的損傷復原之後，就可以開始進行鍛鍊鬆弛的骨盆底肌肉，尤其是鍛鍊骨盆隔膜的骨盆底訓練（參考一二四頁）。至於骨盆底隔膜周邊的印象，請各位再看四十一頁的圖。產後過了三週以後，等到會陰的傷口大致痊癒、能夠下床時，才開始進行骨盆底訓練。

產後的骨盆底訓練，主要是一天二次、一次花十分鐘來進行。這時腹肌和背肌的力量要完全放鬆。可以利用有秒針的錶，在一分鐘內緊縮骨盆底十二～十四秒，剩下的四十六～四十八秒內放鬆力氣。

所以，不要全力緊縮骨盆底，只要用八成的力量就可以了。但是，骨盆底以外的肌肉則不可以使用此訓練，只要收縮骨盆底即可。

產後六～八週骨盆底的復原大致告一段落，因此要持續進行五週。但是，過完六～八週之後還會漏尿的人，一天只能進行一次，並且要持續進行。

我在一個月檢診時，會詢問患者，如果還有漏尿或是陰道口張開的現象，那麼，我會特別建議她進行這種骨盆底訓練。

產後過了三週，進行鍛鍊鬆弛的骨盆底最有效。當然要等到骨盆底順利復原之後再實行。

對於產後無法好好的靜養，或者是用束腹勒緊腹部，因而導致漏尿，抑或是產後過了幾個月才來受診的人，首先我會指導她們進行骨盆底的訓練。

即使產後已經過了幾個月，或者是生產後過了幾年，甚至到了中年，骨盆底訓練還是能夠得到一些效果。只要能夠鞏固骨盆底，即使進行腹肌體操等腹部需要用力的運動，也能夠自然的使得骨盆底同時收縮，所以就沒有問題了。

產褥期的漏尿也可以儘早治癒

產後會出現漏尿或排尿不順暢等，各種的排尿問題，通常在四個月內這些症狀就會消失。

但是，過了這個時期，如果有持續漏尿的現象或是子宮下墜、違和感無法去除時，這大多是因爲忙著照顧嬰兒、沒有時間到醫院去，也不知道自己的症狀異常，或者是沒有時間顧及這些問題等。

即使到泌尿科或是婦產科去，醫師也可能會說：「漸漸就會痊癒」，而沒有作任何的指導。

如果產後四個月仍然有漏尿的現象，最好到熟悉尿失禁的婦產科或泌尿科接受診治、服用藥物，同時接受骨盆底訓練的指導。

過了四個月以後，嬰兒也開始要斷奶了，餵嬰兒吃母乳的母親，到這個時期也能夠看門診、服用藥物了。

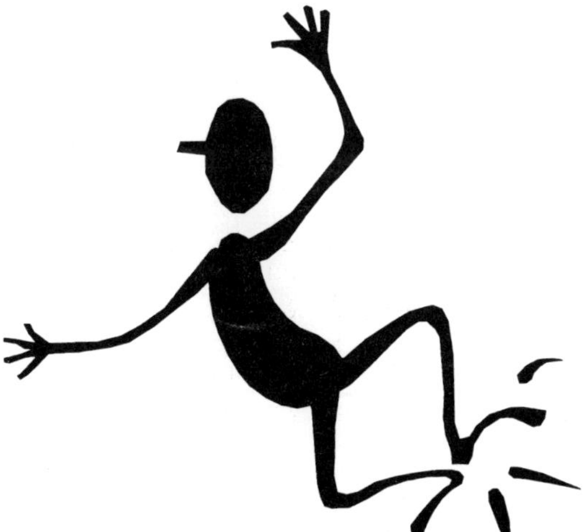

第4章

中高年齡女性的尿失禁及其對策

▽停經期的尿失禁

混合型的尿失禁增加了

在懷孕中或是產後引起的漏尿是暫時性的。生產結束之後，等到骨盆底復原，這種症狀就會消失，因此，大多數的人都不會爲此而有深刻的煩惱。

但是，過了很長一段時間，於停經期前後再次出現漏尿的人增加了。這時期的漏尿和生產前後的漏尿相比，並沒有自然改善傾向，而且會出現頻尿及殘尿感等排尿障礙。據說出現漏尿以及其它排尿障礙的女性，占有過生產經驗、停經後女性的五％以上。

像這種停經期女性漏尿的成因，是比年輕時的漏尿更爲複雜，大多首先具有：

①懷孕、生產而導致骨盆底損傷的背景，再加上——
②就年齡而言，整個肌肉衰弱，引起骨盆底肌肉鬆弛，
③因爲停經女性荷爾蒙分泌減退、尿道狀況不佳等等而引起的。

也就是說，雖是與年輕時同樣都是單純型腹壓性尿失禁，但是隨著骨盆底年齡的增加而衰弱，或是骨盆底弛緩以外的漏尿原因，所造成的混合型腹壓性尿失禁等等，都成爲停經期女性尿失禁的性質。

加齡造成的骨盆底弛緩及肥胖也是原因

這個年齡的女性較多見的典型尿失禁，就是加諸腹壓時會少量漏尿，這種症狀在停經後就會出現。以有過生產經驗的人較多見，但是不是經陰道分娩的人，就不會出現這種現象。基本上，還是因爲生產導致骨盆底損傷，膀胱頸部鬆弛，膀胱和尿道隨著陰道前壁下墜而造成的。

與高齡者經常出現的大量漏尿相比，其症狀比較輕微，但是，還是必須要經常墊棉墊或注意漏尿的問題，所以非常的麻煩。很多四十歲層、五十歲層的上班族，以及享受運動之樂，在社會上也具有活動性的人，因爲漏尿而煩惱。

在問診這些患者時，發現有不少人以前在生產之後，有少量漏尿的現象，但是產後幾乎沒有漏尿現象，反而從停經開始之後，才出現漏尿的痛苦。因此，我認爲看似與產後的漏尿相同，但，事實上停經後的漏尿可能與其它要素有關。

MRI　磁氣共鳴畫像檢查。利用强烈磁氣對生物體進行斷層攝影，再用電腦處理調查有無異常的檢查。與CT電腦斷層掃描相比，能夠形成任意的切面，組織的分別比較清晰，也不會暴露在X光中，具有以上之優點。

到這個年紀，縱然不會出現性器脫的現象，但是骨盆底的肌肉已經衰弱。做MRI攝影時就會發現到，像三十歲層或二十歲層的年輕人，骨盆底非常的穩固並具有厚度，而隨著年齡的增長，雖然具有程度差，但是大部分的人骨盆底變薄、變鬆弛。

到了中年以後，肥胖、體重逐漸增加，原本骨盆底逐漸鬆弛的人，會因此增加骨盆底的負擔，導致子宮及膀胱下墜。

隨著年齡的增長，骨盆底鬆弛也是一種生理現象。這是無可奈何之事。但是事實上，也容易因爲這個原因而出現漏尿的現象。

治療主體為骨盆底訓練

不要放棄治療因爲加齡而導致骨盆底弛緩，以及所引起的腹壓時尿失禁。如果是症狀輕微的骨盆底變形，則接受骨盆底訓練就能夠治療。這時，治療的重點還是在於骨盆底訓練。從加齡以後，即使沒有尿失禁，也要進行骨盆底訓練，不要使骨盆底變得衰弱。

此外，有些藥物會降低膀胱的緊張度，但是，這與骨盆底訓練不同，沒有辦法進行根本治療，一旦停藥之後就會復發。此外，患者可能對藥物產生抵抗感，在平常墊棉墊，有事的時候才服用藥物。

總之，骨盆底訓練比藥物更受人歡迎，所以我積極建議各位採用這種訓練。

但是，骨盆底訓練是鍛鍊骨盆隔膜的體操。如果因爲子宮或前、後陰道壁下墜到骨盆隔膜下方，也就是伴隨性器脫的症狀時，就沒有效果。

此時，則要動手術。利用手術修復過後，再進行骨盆底訓練。這時，骨盆底的狀態會比僅動手術時更爲穩定。

因為雌激素不足而出現頻尿或殘尿現象

停經期尿失禁的另外一個特徵就是，在停經之後因爲缺乏女性荷爾蒙**雌激素**，因此尿道機能衰退。

一旦雌激素缺乏，會使陰道壁變薄、陰道內比較骯髒，會引起**萎縮性陰道炎**，導致分泌物增加，引起滲尿現象。即使不是如此，性生活也會覺得很痛苦。

尿道也會出現同樣的現象。女性尿道的黏膜與陰道的黏膜，同樣是受到雌激素強烈作用的影響。一旦缺乏雌激素，這個部分萎縮，尿道無法緊緊閉合。在這種狀態下，雜菌容易進入尿道內而引起發炎。

當雌激素減少時，尿道平滑肌的壁之厚度會變薄。由尿道周圍支撐的血管叢（細小的血管網）隨著停經而失去張力，整體而言，緊縮尿道的機能會衰退。

當尿道萎縮增強時，排尿時的違和感和殘尿感、頻尿等

雌激素
卵泡分泌的女性荷爾蒙。在接近停經期時，雌激素的分泌減少，停經後在血液中的量也大幅度減少。也稱爲卵泡素。

萎縮性陰道炎
停經後因爲缺乏雌激素而引起的症狀之一。由於陰道黏膜和外陰部缺乏滋潤，因此泡澡時用肥皂清洗外陰部會感覺刺痛，排尿後尿道出口以及陰道亦是如此，導致性生活覺得很痛苦。

症狀就會出現。由於無法忍耐排尿，所以也可能引起漏尿，不過，大多是排尿次數接近而已。被視爲更年期的不定愁訴之一。但是，像這種尿道萎縮所引起的症狀，和血氣上衝等血管神經中的更年期症狀相比，出現尿道萎縮的時期比較晚，很多人稱這些症狀爲「慢性膀胱炎」。但是做尿液檢查時發現尿正常，所以不是膀胱炎。

此外，雌激素並不具有增強骨盆隔膜的作用，但是對於支撐子宮或膀胱的內骨盆筋膜卻會造成影響，同時有增加膠原纖維的作用。停經造成雌激素的缺乏，導致韌帶失去彈性而拉長，使得子宮和膀胱更容易下墜。

由尿道萎縮而引起的漏尿，最好要保持尿道的活性。因此，和更年期障礙同樣進行ＨＲＴ（參考一三一頁）的治療，就能夠好轉。

到了停經期時，與骨盆底弛緩而造成的，單純型腹壓性尿失禁完全不同型的尿失禁會增加。

子宮肌瘤或子宮頸部的慢性發炎症狀也會引起漏尿

停經期前後，對女性而言，是會出現各種子宮問題的時期。而漏尿也可能是因爲子宮問題而造成的。

例如：從四十歲層到五十歲過後的女性，有很多人有子宮肌瘤。當肌瘤較大時子宮容易下墜，就好像罩在膀胱上似的，壓迫膀胱而引起頻尿或漏尿的現象。這就如同懷孕時胎兒的頭壓迫膀胱而引起漏尿的現象一樣，但是，這時是由子宮肌瘤所引起的。

相反的，如果子宮肌瘤形成的場所比較低，則可能會引起排尿困難或者是不能排尿。我們醫師對於這種年齡的排尿障礙患者，經由診察發現子宮大到某種程度時，就會懷疑原因可能出在子宮。

除了子宮肌瘤之外，與漏尿有密切關係的，則是子宮頸部（參考五十四頁圖）的慢性發炎症狀。也就是說，子宮頸部受到感染，長期持續發炎症狀時，會導致子宮頸部肥大。子宮頸部肥大，看似與膀胱沒有直接關係，但是膀胱與子宮頸部相接，對於鄰接臟器的發炎症狀的影響當然不小。有很多人都是因爲子宮頸部引起慢性發炎症狀而肥大，導致排尿次數接近，加諸腹壓時就會漏尿。

這時，只要動手術拿掉子宮，通常就能夠解決漏尿的問題。

因為切除子宮而引起漏尿現象

有時因爲子宮肌瘤而切除子宮之後，會出現漏尿現象。當子宮頸部形成肌瘤時，或是膀胱有大的**肌瘤核**時，拿掉子宮，則由於膀胱頸部的位置和固定狀態改變，因此會引起腹壓性尿失禁，像第一章K女士的例子就是如此。

此外，原本膀胱和尿道的機能有問題，拿掉子宮之後，因爲手術而使得膀胱和尿道周邊的位置關係產生些許的變

肌瘤核
一顆顆的肌瘤稱爲肌瘤核。

化，因而導致漏尿。像這種子宮切除後的漏尿，問題並不在於手術本身，而是在於患者原本就是屬於容易漏尿的狀況。

所以，我對於事先估計可能會產生這種危險性的患者，在動切除子宮手術時，一定會採用固定陰道的手術方式，必要時也會進行將陰道與骨盆壁縫合等的處置。

但是，事實上能夠考慮到這個地步的醫師比較少，而且子宮肌瘤手術其用來固定陰道的費用，並不包括在健康保險的範疇內，所以很難實行。

如果切除子宮之後還會有漏尿現象，那麼最好請原先就診的婦產科醫師介紹專門治療尿失禁的醫院，並接受治療。不過，通常切除子宮之後容易出現的不是漏尿，而是排尿時疼痛等違和感的排尿障礙。

但是，這些症狀不會一直持續下去，不久之後就會消失。如果無法消失，則要接受藥物或排尿指導，在手術後二～三個月內就能好轉。

排尿動作錯誤引起排尿障礙

在都會工作的單身女郎，大約在四十歲接近更年期時，有時會出現漏尿的現象。這是因爲骨盆底肌肉使用方式錯誤引起排尿障礙所造成的。這個排尿障礙，並不是因爲骨盆底鬆弛或是有子宮肌瘤，反而是膀胱及尿道機能正常，但是卻會出現頻尿或排尿困難，嚴重時尿意增強，甚至會有漏尿的現象。像第一章的T小姐就屬此型。

上廁所排尿時，通常骨盆底要放鬆，但是，這個例子則是相反的做了緊縮骨盆底的動作，當然尿不容易排出。可能與社會壓力有關，但是眞正原因不明，這也可以說是反應時代的尿失禁。

這一型的漏尿，即使進行治療，也可能無法好轉。所以可先看圖，觸摸骨盆底，使自己對於骨盆底有所自覺，進而掌握自己對身體的印象，然後再上診察台，由醫師將手指放入陰道內，請患者用力或放鬆力量，修正錯誤的骨盆底動作，耐心的進行治療。此外，不光是進行這種骨盆底的再教育（參考一二一頁）治療，如果能同時併用使尿道括約肌鬆弛的藥物，則效果更佳。

中年或停經期尿失禁的患者，必須要檢查骨盆底鬆弛的有無或尿道機能的好壞，以及排尿中緊縮尿道的動作是否錯誤，還有是否用束腹緊縮腹部，或者是否有氣喘等宿疾，而經常咳嗽等等的問題。

▽高齡女性的尿失禁

高齡之後忍受排尿的力量減弱

六十五歲以上的高齡者會漏尿的人增加了，而且情況較爲嚴重。根據我的印象，這年齡的女性十五％以上在排尿方面都有一些問題。不過，高齡者和年輕人不同，由於漏尿的原因和狀況有很多種，因此對於六十五歲或七十歲以上的高齡者，要瞭解每一位患者的背景，再配合不同的症例，用不同的方式來處理才行。

最典型的高齡者漏尿就是，中年時期開始有腹壓時的漏尿或者是排尿次數有點接近。而隨著年齡的增長，這種傾向會越來越強烈。

到了高齡之後，由平滑肌所構成的膀胱壁，隨著年齡的增長而逐漸伸展不良，當尿液積存時，會導致膀胱內壓急速上升。而骨盆底的肌肉衰弱，再加上尿道括約肌的緊度不良，因此感覺到尿意時，忍尿的力量已經減弱了。而老年人又穿著很多的內衣褲，動作遲鈍，因此從跑到廁所到排尿爲止，比年輕人要花更多的時間。在這些條件的影響之下，沒有辦法忍尿而漏尿是屬最多的形態。

這和不伴隨膀胱收縮而經常漏尿的腹壓性尿失禁不同，

這一類的尿失禁會伴隨膀胱收縮的現象，因此一旦開始之後，積存在膀胱中的尿整個排出來，有時會出現大量的漏尿現象，甚至在等候大廈電梯的時候，都可能會出現這種難爲情的現象。

高齡者，在人前一旦有過這種經驗之後，內心深受打擊，沒有辦法重新站立起來。擔心又在人前漏尿，甚至害怕的不敢外出。當然，高齡者的漏尿不見得都是這種情況，有的人是膀胱有一定量的尿液積存時，才會開始少量漏尿。

而女性比男性的平均壽命更長，高齡之後，很多人是獨自生活，對於這些人而言，是否能夠自立生活則成爲能否順利排尿的關鍵。

高齡者首先要進行骨盆底訓練

高齡者漏尿的治療法，就是進行骨盆底訓練。骨盆底訓練與年齡無關，即使到了七十歲、八十歲的高齡也可以進行。不過，經由診察發現，沒有辦法活動骨盆底的人，做這種訓練比較勉強。足腰有元氣、能夠像平常一樣走路是基本條件。假使骨盆底的肌肉如果比腳的肌肉更不容易活動，則當腳衰弱時，即使再怎麼樣指導她，骨盆底也無法活動。當然這種訓練也不適合痴呆老人做。

年齡雖高，但是，如果骨盆底能夠活動到某種程度的人，請你再想一想緊縮骨盆底的動作，加強鍛鍊骨盆底，培養忍耐排尿的力量。事實上，高齡者經由骨盆底訓練之後，不再漏尿的例子非常的多。因此對於高齡者而言，骨盆底訓練意義重大。

因藥物引起的漏尿也很多

高齡者的尿失禁，大多由十幾種原因堆積起來的，所以在診斷之前必須做各種的檢查才行，而其中一項就是藥物。到了這個年齡，得了各種的疾病且需要服用藥物的人很多，可能受到藥物的副作用影響而引起排尿障礙。

例如：得了心臟病、高血壓的人，服用的鈣拮抗劑、鎮定劑；引起腦梗塞的人服用的腦循環改善劑等，都會降低膀胱的收縮力，服用這些藥物之後，原本膀胱收縮力不足的人，在排尿後膀胱仍有殘尿感。而受到這些藥物導致排尿不順暢時，就要和內科主治醫師聯絡，要求更換對尿道及膀胱影響較少的藥物。如此一來，就不再感覺頻尿或殘尿感。像第一章的S女士就符合這種情況。

治療腰痛的鐵衣也會成為漏尿的原因

高齡者爲了治療腰痛，可能會請整形外科做鐵衣，但是還是要注意。這與產褥期的束腹是同樣道理的，利用鐵衣束腹部時，則可能因爲咳嗽加諸腹壓，導致壓力無法逃脫，最後會震撼骨盆底而引起漏尿。

事實上，我曾詢問穿鐵衣的老年人，很多人會說：「穿了鐵衣之後，才開始漏尿」，或者是「雖然請人做了鐵衣，但是因爲會漏尿而不想再穿了」。然而，有的人聽從整形外科醫師的吩咐，認眞的穿鐵衣，但是又擔心漏尿的問題，所以來接受診治。

令患者感到很困擾的問題是，到底要先去除腰痛還是要先去除漏尿的煩惱，其實兩者同時好轉是不可能的，所以這時要以比較嚴重的問題先處理。

如果使用鐵衣的患者有性器脫的症狀，則要先治療性器脫。爲避免承受較大的腹壓而再度出現性器脫的現象，因此一定要採用確實的修復手術。

檢查水分是否攝取過多

老年人晚上必須要起來上廁所好幾次，感到非常的痛苦，很多來到醫院的老年人是因爲水分攝取過多，而出現漏尿的現象。

初次接受診治的患者，首先要她做排尿記錄。包括一天上廁所的次數、當時的尿量等等都要記錄下來。結果發現一天的尿量非常的多。仔細詢問之下，她們回答說：「據說服用藥草茶或花草茶對健康很好啊！」「最近爲了預防骨質疏鬆症，一天喝二瓶牛乳」等等，所以，晚上當然必須起來上廁所好幾次了。

爲了預防腦梗塞，據說攝取水分比較好，但，這時則要考慮到平衡的問題，最好減少整體的水分量。

高齡者的夜尿原因是神經的毛病

此外，高齡者的漏尿有時雖然完全感覺不到尿意，但是卻在半夜清醒時發現漏尿，這就是所謂夜尿的現象。夜尿不光是兒童，高齡者也容易出現。

如果是單純腹壓時的漏尿，躺下來時就不會漏尿。但是夜尿並不是因爲骨盆底的弛緩所造成，乃是因爲神經有毛病而引起的。

尿失禁有可能是因爲神經所引起的。老年人的漏尿由神經原因所引起的例子很多，一定要找出原因來。但是很難找出夜尿的原因，而且也沒有適當的治療方法。晚上尿床就可能會尿濕被子，這比普通的尿失禁問題更嚴重。一旦獨居老人出現夜尿的問題時，恐怕就很難自立生活了。

除此之外，還包括動過性器脫手術而開始的漏尿，或者是慢性**膀胱炎**而來不及跑廁所的漏尿等。另外，本人雖說是漏尿，但是輾轉**更換醫師**，而經由排尿記錄或者是收集、診察尿布等，經過許多的努力還是無法證明有漏尿的現象。像這種情況，雖然患者以爲是漏尿，但是，事實上可能是來自陰道的分泌物。

治療要以提高生活品質為目標

像這種高齡者的尿失禁，首先要充分瞭解患者的背景，

膀胱炎

大多因爲細菌感染而造成膀胱黏膜出現發炎症狀。與男性相比，尿道較短的女性較多見。二十歲以後的性活動期與停經期達到顛峰。主要症狀包括頻尿、排尿痛、尿液混濁、血尿等。一旦併發腎盂腎炎時會發燒。

更換醫師

輾轉換醫院，看不同的醫師

進而找出適合的處理方法。同樣是漏尿，但是患者本人的希望是什麼，各有不同。

例如：晚上必須起來上廁所好幾次而感到痛苦，因此希望能夠熟睡；而有的人則是希望能治好夜尿；有的人想和朋友一起去旅行，因此希望能夠延長忍受排尿的時間。然而，詢問因漏尿而接受診治的高齡者，尤其是獨居老人，她們會產生一種「是否能夠一直獨居下去呢」的不安。

而對於這些人，首先要鼓勵她，對她說「沒問題」，把它當成是治療的出發點。

對於高齡者而言，要仔細聽患者的主訴、檢查患者的健康狀態。此外，不要想一口氣治好疾病，要循序漸進，而且不必設定太高的目標。至於臥病在床的老人或是痴呆老人、獨居老人等等，則先要去除對本人及周遭的人所造成的不便狀態，先提升生活品質來進行治療。這也是和處理年輕患者的尿失禁不同之處。

第5章

尿失禁的治療

▽去醫院之前

能接受治療與不能接受治療的判斷基準

有些人因爲尿失禁而要到醫院接受診察，會覺得很難爲情，心想就算到醫院去，醫師願意好好的爲我做檢查嗎？到底應該去看哪一科比較好呢？

基於以上的理由，而延誤了受診的時間。直到現在爲止，還是有很多人對於去醫院感覺到猶豫不決。

漏尿，並不是說要完全接受治療才行，不過一般而言，接受治療比較好。但是，這也要看患者本身的自覺症狀以及在生活中想要做的事情、想要避免的事情來決定。

如果是單純型腹壓性尿失禁，在咳嗽或打噴嚏，跑、跳、站立時，就會稍微漏尿，除此以外沒有其它的問題。而這時如果本人不以為意，則不一定要去醫院，只要使用棉墊或者是自己進行骨盆底訓練就可以了。

但是，同一型的尿失禁，如果因為工作，稍微漏尿都會感覺到困擾，或者是覺得必須經常使用棉墊而感覺到厭煩，或是在意氣味的人，那麼最好去找尋熟悉尿失禁的醫師，接受治療。通常接受治療，確實能夠好轉。

千萬不必擔心接受診治是不是難為情的事情，或者是醫師會不會好好的為妳診治。漏尿本身就屬於醫療的對象，不要自己偷偷在那兒煩惱，首先要做的就是去看醫師。

有這些症狀一定要接受診治

一旦漏尿，雖然不會危及生命，但是不見得就不會伴隨其它的症狀出現。例如：感覺陰道或子宮下墜或是性器脫落到陰道口外時，這時可能出現排尿困難或是排尿時疼痛等症狀，就一定要到醫院去了。

排尿困難也可能因爲糖尿病等疾病而引起，如果放任不管則會導致膀胱逐漸增大，所以一定要請醫師來診察，看看是否爲需要擔心的問題。

最近也有尿失禁的電話諮詢服務，如果眞的不願意去醫院，那麼先打電話諮詢一下，請他介紹有尿失禁門診的醫院，或者是告知關於紙尿布、紙尿褲等等的情報，以及生活上的注意點等等。

當然，如果光靠這些就能解決煩惱，就沒有問題了，可是如果實際上需要接受治療時，還是要去看醫師。假使要服用藥物或是接受外科的治療，當然一定要有醫師的存在，所以，還是要找好的醫師進行診治較好。

如何選擇醫院？

在第一章中也談及過，有關尿失禁的治療，是屬於歷史上較淺的範圍，所以，能夠瞭解並治療尿失禁的醫師很少，因此對患者而言，要找尋好的醫師是很困難的事情。然而，有些患者雖然到醫院接受診治，可是發現醫師並沒有認眞處理這個問題，所以後來就不去看門診了。

的確，在這一方面有很多經驗較少的醫師，就算患者前去接受診治，恐怕也無用。

但是，不要因此而放棄，雖然有這樣的醫師，並不是所有的醫師都是如此。

重要的是自己要好好的找尋好醫師，可以藉由詢問家庭醫師或是利用電話諮詢的方式來洽詢，甚至利用書本和雜誌來調查，就可以發現到好醫師，然後再直接用電話確認。

至於到底要看泌尿科還是婦產科，針對這一點，也許妳會感到迷惘。基於能夠好好接受婦科管理的優點來看，婦產科比較有利，而且能夠進行婦科檢診。不過，而泌尿科的醫師，有很多人診治過女性的排尿障礙，累積了許多知識，所以不能說哪一科的醫師比較好。

如果是單純型腹壓性尿失禁，則必須要進行尿失禁治療，可以到婦產科醫院或是泌尿科醫院診療。

但是，年長的人或是有宿疾或者是疑似藥物造成漏尿的現象時，必須要和其它科商量，像這樣的人，最好到綜合醫院的婦產科、泌尿科或者是看版上標示有尿失禁、排尿障礙診療的醫院去。

假使選擇以生產為主的婦產科醫院，則比較忙碌，所以比較不適合。但是對更年期障礙的中高年齡女性的疾病深表關心的醫師，對於漏尿應該也具有某種程度的知識。

尿失禁檢查

符合項目打○

漏尿的形態	打噴嚏或咳嗽、拿重物、跑、跳、爬坡、爬樓梯時會少量漏尿。	
	想去上廁所，到做好排尿準備之前，已經漏尿而來不及了。	
	半夜醒來之後已經漏尿。	
排尿形態	上廁所次數比別人更多。	
	次數較多時，到底隔多久去上廁所呢？	
	因爲排尿次數很多，所以不能外出或旅行。	
	經常覺得膀胱不舒服。	
排尿時的症狀	排尿時覺得很痛苦、疼痛。	
	排尿結束之後還有殘尿感、覺得疼痛。	
	排尿結束之後還會滴滴答答漏出尿。	

看醫師之前的自行檢查

看醫師之前，要先檢查自己的排尿狀況（參考上表）。然後帶去，問診時可以幫助診斷。

做排尿記錄

爲了知道來到醫院患者的排尿狀態，醫師大多會請她做排尿記錄（參考一〇九頁表）。所以在看醫師之前，自己要先取得記錄。

排尿時刻，在當時是感覺尿意排尿，還是外出前或睡前去上廁所？有多少量？有沒有漏尿的現象？是否有排尿的困難感或是殘尿感等等，都要仔細的填入。這個排尿記錄，對我們醫師而言是珍貴的情報。因爲患者的主訴比較主觀，而這個記錄比較客觀，所以能夠掌握正確的排尿實態。

但是本人想小便去上廁所，可是尿量只有三〇mℓ或五〇mℓ而已，所以，對於尿意的信賴性就令人感到懷疑了。

此外，一天尿量非常多的人，也可以藉著記錄了解到可能是水分攝取過多了。也可以了解膀胱大小和排尿的間隔、排尿時的異常症狀等等。

關於漏尿方面也必須要做記錄，可以藉著這些記錄了解漏尿的程度如何？有可能是本人太過於在意，但事實上並沒有漏出很多的尿等等。此外，棉墊測試可以當成調查漏尿的方法。但是，與其做一些決定好的身體動作來調查漏出的尿量，還不如在實際生活中了解漏尿的程度，反而較容易掌握現實生活中排尿障礙的線索。

排尿記錄

姓名 ○ ○ ○

	日期	時刻	有尿意畫○	因爲尿意而清醒畫○	自排尿量 (mℓ)	從上一次排尿時開始的漏尿	排尿時的違和感等
1	1.21	14時20分	○		350mℓ	要去上廁所中途少量漏尿	無
2		16時50分	外出前		190mℓ	無	無
3		22時15分	洗澡前		280mℓ	無	無
4		22時30分				洗澡時，漏數10mℓ	
5		23時30分	就寢前		90mℓ	無	無
6	1.22	2時40分	○	○	150mℓ(?)	清醒之後，已經有數10mℓ的尿漏在棉墊上	無
7		6時30分	○(?)		380mℓ	從床上起身時漏尿	無
8							
9							
10							
11							
12							
13							
14							
15							
16							

排尿記錄的記錄法

- 用量杯計算每一次的排尿量。
- 不論什麼時候都可以填入開始的時刻。開始填入之後，經過24小時到下一次排尿之前，都將其經過填在一張表上。
- 填入的方式

①填入日期。

②填入每次排尿的時刻。

③有尿意的話……的欄中。只有想要小便去上廁所時畫上○，洗澡前去上廁所或者是隨著排便而排尿的情況則保持空欄。

④因爲尿意而清醒的話……的欄中，只有在睡眠中感覺想小便而清醒時畫○。

⑤自排尿量的欄中，每一次排尿的排尿量以10mℓ爲單位填入。

⑥從前次排尿到這一次排尿爲止，如果有漏尿現象，在漏尿欄中填上大致的情況。

⑦排尿時，如感覺排尿不順暢或疼痛，則填在排尿時違和感的欄中。

假若自己做記錄，則可以使用容量五〇〇ml以上的保特瓶，用量杯每一次量五〇ml的水放入保特瓶中，劃上刻度再使用。記錄是以一〇ml爲單位，也可以使用目測的分量。

▽在醫院的檢查與生活指導

問診要老實回答

因尿失禁而接受診察的患者，首先從問診開始。

什麼時候開始漏尿？在什麼狀況下漏尿？量有多少等等的問題，以及關於一〇七頁所說的「尿失禁檢查」等事項都會談及。此外，生產是否爲難產？以往骨盆底的情況是否曾經惡化？生產之後是否有漏尿的現象？是否曾動過婦科或泌尿科的手術？是否曾罹患膀胱炎、**腎盂腎炎**、**尿路結石**等等，針對病歷也要進行檢查。

腎盂腎炎

由血液或淋巴液運送過來的細菌，或來自膀胱逆流到輸尿管的尿所帶來的細菌，感染了腎盂或是腎臟所引起的疾病。女性大多是因爲得了膀胱炎而出現這種疾病。症狀包括全身倦怠感和發燒、腰痛、尿液混濁、頻尿、血尿等。

尿路結石

在腎臟和輸尿管的尿流通之道路上，析出鈣、磷、尿酸等像石頭一樣的硬塊，稱爲尿路結石。爲什麼會形成結石？原因不明，但是有的人說可能是容易形成結石的體質，一旦出現便容易復發。大多會在側腹部產生劇痛，發冷、發汗、嘔吐或是出現血尿。

除此之外，骨盆底活動不良或弛緩的人，可能是有便秘傾向，或是相反的可能會漏糞便，因此也要問排便的情況。當然，還要詢問是否有全身的疾病？目前有沒有服用藥物？有沒有因爲腰痛而穿鐵衣等等的問題。

醫師會問患者很多的問題，除了仔細聆聽問題之外，也要一一老實回答，這一點非常的重要。

藉由這些問診，就可以推測出到底是屬於哪一型的尿失禁。

利用內診與超音波檢查，調查骨盆底與內臟

與婦科內診同樣的都要上診察台，首先調查骨盆底的狀態。調查骨盆隔膜或會陰的肌肉、會陰腱中心、子宮周圍的韌帶等在分娩時是否損傷？而子宮、陰道的前壁和後壁以及會陰全體是否下垂？也要調查。

其次就是用手指深入陰道中，用相反的手觸摸腹部，然

後讓患者做類似排便的用力動作，或者是忍受放屁的忍耐動作，調查骨盆底或腹肌是否正確的移動。骨盆底的動作具有個人差，藉此就可以了解這個人骨盆底的狀態以及肌肉動作的好壞（參考二十四頁圖）。

關於尿道緊度方面，則注意外尿道口是否緊縮、是否有肉阜（尿道黏膜鬆弛成疣狀，從外尿道口下垂），在咳嗽時，外尿道口是否鬆弛等等，都要加以觀察。此外，藉由**超音波檢查**膀胱頸部、尿道等的狀態，也可以發現是否有膀胱下垂、尿道縮短、膀胱頸部的機能異常，以及排尿後殘尿感等問題。

關於子宮和卵巢，則需要進行普通婦科的診察。

尿液檢查與排尿記錄是重要的情報源

得了膀胱炎或**尿道炎**時，來不及上廁所也會出現漏尿的現象，因此必須要採尿，調查是否引起感染。

超音波檢查

利用超音波斷層裝置進行的檢查。利用超音波將組織密度不同的部分反射回來，藉其性質調查內臟疾病，或者是要觀察懷孕時胎兒成長的狀況，也可以使用超音波檢查。

尿道炎

細菌或衣原體等病原微生物侵入尿道，引起發炎的疾病。此時，尿道的分泌物會弄髒內褲，還有出現排尿痛、頻尿或殘尿感等現象。

排尿記錄並不是以所有的患者爲對象，但是它能夠得到許多關於排尿的情報，所以通常都會請患者做記錄。

必要的患者要進行尿力學檢查

所謂尿力學檢查，就是調查導致排尿障礙原因的膀胱與尿道機能異常的檢查，分爲幾個項目。並不是全部的人都要做，而是認爲有必要的患者才會進行檢查。至於這個檢查，

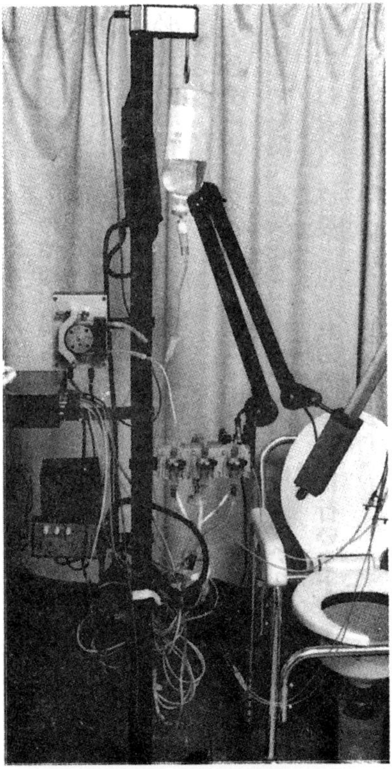

尿力學檢查裝置

前列腺肥大（症）

製造精液進行的前列腺當中出現很多小結，隨著年齡的增長而增殖形成瘤，這是一種老化的現象。通常五十歲左右開始形成結節，六十歲層男性約七〇％、七十歲層男性約八〇％會有瘤。這個瘤壓迫尿道，引起排尿困難、頻尿、尿失禁等疾病，稱爲前列腺肥大症。七十歲以後的男性約四〇％會出現這種現象。

要使用前頁圖片的裝置。

●**排尿曲線**　疑似排尿困難時，要調查排尿是否順暢進行。可在電子秤上設西式的馬桶，坐在這兒，按照普通的方式排尿，利用電腦畫出排尿曲線進行解析。

男性較多見的**前列腺肥大症**使排尿無法順暢，導致曲線較低；而女性因爲性器脫而膀胱和尿道曲折時，排尿曲線也會很低，形成很多的小山丘，藉此也可以當成判斷膀胱或尿道是否彎曲的線索。

●**殘尿檢查**　是否排尿到最後爲止？排尿後是否有殘尿等，都可以進行檢查。

●**尿道內壓測定**　女性尿道長度約二．五～四公分，要測量哪個部分的內壓情況，首先要將導管插入尿道中，並畫出內壓曲線。由內壓曲線就可以得知尿道的緊度了。

此外，可同時測量並調查尿道與膀胱內壓之間的差距。當膀胱內壓較低、尿道內壓較高時，尿道緊縮，不會漏尿；

但是相反的，膀胱內壓較高時就會漏尿。如果要使尿道緊縮不漏尿，則尿道內壓與膀胱內壓之間，必須要具備一些程度的差距。

在咳嗽時候，原本膀胱與尿道的內壓會同時上升，但是也可能只有膀胱內壓上升，而尿道內壓沒有上升的情況出現。腹壓性尿失禁，就是膀胱內與尿道內的壓力變化出現了差距，而成爲漏尿的原因。至於腹壓性的漏尿，大致經由內診或問診就可以診斷出來，只是藉由這個檢查，更能夠明確的了解。

●注水膀胱尿道內壓測定　用導管以一定的速度將滅菌過的水注入膀胱中。而另外一方面，監控膀胱與尿道的內壓，調查積存多少水之後想要排尿、膀胱是否會不規律的收縮，以及膀胱能夠積存水到何種程度。同時也可以記錄尿道括約肌的肌電圖。

●壓排尿曲線　如果有排尿困難或排尿後有殘尿感的

人，爲了判定排尿時膀胱是否能充分的收縮，所以要同時記錄排尿中的膀胱內壓，以及排尿速度。

進行以上的檢查，需要的時間爲十五分鐘左右。

雖然是因爲開始漏尿而接受排尿障礙的治療，但是，還是要先進行這些檢查，以便做正確的診斷。通常在大學醫院的泌尿科，應該就有這些檢查的設備。

生活指導

等到診察、檢查結束，進行診斷之後，在進入治療之前，首先必須要對患者進行生活指導。找出平常生活中的問題點，請患者改善生活習慣或生活規律，以去除漏尿的原因。

如此一來，能產生很大的效果，有些患者不需要任何的治療，只要遵守生活指導就不會漏尿了。而這些生活指導在手術後也要繼續進行。

考慮排尿間隔早點上廁所

當膀胱積存尿到一定量以上時，會出現漏尿現象，但是卻沒有尿意，或者是痴呆老人判斷力較低，因此，不會自動自發的去上廁所。

像這種例子，要測量時間，最好儘早讓她們去上廁所，如此就能夠防止大部分的漏尿。這就好像外出前讓幼兒先去上個廁所是同樣道理的。

夜尿對策是控制晚飯後的水分

觀察排尿器記錄發現，一天尿量超過二〇〇〇ml，這是因爲水分攝取過多，導致排尿次數增多。對於這些患者，則會建議她們減少水分的攝取量。

一日的尿量通常是在一五〇〇ml以下，這時不需要控制水分。但是即使老年人的尿量在普通範圍內，夜間尿量仍會增多，睡眠中的尿量可能為一天的一半，有時達到四分之三，因此半夜必須起來上廁所好幾次，甚至在不知不覺當中也可能會漏尿。這時，如果早餐喝咖啡或紅茶等具有利尿作用的飲料，白天儘量多活動身心，晚餐之後控制水分的攝取量，就能夠發揮夜尿對策的效果。

為了排尿而半夜起床的次數，四十～五十五歲之前的人大概一次，五十六～八十歲為二次，八十歲以後的人大約為三次，才算是正常的範圍。

漏尿的大敵肥胖和便秘的問題也要解決

肥胖的人腹壓較高、漏尿量較多，對於腹壓時的尿失禁而言，肥胖是使漏尿症狀惡化的要素之一。所以極端肥胖的人，必須努力減輕體重。

此外，高齡者較多見的就是糞便積存在直腸，使得膀胱機能不穩定，也會引起漏尿。這時，將直腸排空，就能使漏尿症狀改善，但是平常要努力進行排便的管理。一般而言，有排尿障礙的人，骨盆底的動作稍嫌不良，不懂得做用力的動作，有便秘的傾向。

這一類的便秘與其服用便秘藥，還不如進行骨盆底訓練較有效。藉由鍛鍊骨盆底的肌肉，順暢的進行排便時的用力，以及忍耐排尿的動作，就能使便秘好轉。

斑疹或是臭味對策，首先要處理漏尿的問題

臥病在床的老年人，如果包尿布，可能會引起尿布疹，而且還有尿的臭味。這時，與其進行肌膚護理或者是臭味對策，還不如先改善漏尿的現象比較好。漏尿量減少，就不容易引起斑疹，也不會擔心臭味的問題了。

假使能夠站立走路，最好去看醫師，請醫師診斷尿失禁的問題。盡量不要用尿布，最好使用導尿管。

有時可以導尿

如果因爲脊髓的疾病或是受傷，神經受損而無法控制排尿，或是子宮癌手術後、膀胱無法發揮正常的功能時，會出現漏尿和排尿困難的症狀，這時就要進行導尿。

導尿例子以老年人較多見，但是年輕人自己也可以將管子（導管）插入膀胱內，做間歇性自行導尿。

▽尿失禁治療1

●骨盆底訓練以及其它的理學療法

骨盆底訓練對於廣泛的漏尿都有效

尿失禁的治療大致分爲四種，包括理學療法、藥物、外科治療，以及先前所談及的生活指導。其中理學療法是鍛鍊骨盆底的肌肉，對於膀胱、尿道的神經纖維進行電氣刺激使其功能順暢，這種方法在西歐非常盛行。

其中之一的骨盆底訓練（pelvic floor exercise）是指藉著緊縮、放鬆支撐子宮、膀胱及其它骨盆內臟器的骨盆底肌肉的運動，來強化骨盆底的肌肉以防止漏尿。與其說是治療，還不如說目的是爲了增進骨盆底的健康。

從年輕人到老年人不論年齡層是什麼，單純型或混合型腹壓性尿失禁，以及老年人較多無法忍耐的尿失禁等等，骨盆底訓練對於廣泛的尿失禁都有效，所以我會指導患者進行這項訓練。確認骨盆底的正確動作，透過鍛鍊肌力的訓練，進行骨盆底的再教育。

骨盆底訓練無法治療的尿失禁

學會了動作，在家裡隨時可以進行這項訓練，非常的方便。但是，還是有條件的，即使是單純型腹壓性尿失禁，引起性器脫的人就不適合這種訓練。骨盆底訓練是爲了鍛鍊骨盆隔膜，提升其緊縮度，防止漏尿，如果子宮、膀胱比骨盆隔膜更下垂，那麼再怎麼鍛鍊骨盆底也沒有任何意義。

這時，首先必須動手術將其往上吊才行。

開始之前要檢查骨盆底的動作

此外，雖說骨盆底訓練非常的簡單，大家都可以做，但是基本條件就是要正確的讓骨盆底產生動作。女性中十人就有一人，骨盆底的動作做的不好。

將排泄時的用力動作，與忍耐排泄的動作完全混淆的人也有，導致骨盆底無法順暢動作或動作做錯，所以首先必須要學會正確的骨盆底動作。

按照四十四頁說明的方法，自己確實掌握骨盆底的動作。假使沒有自信，與其自行訓練，還不如請熟悉骨盆底的醫師或助產士來確認比較好。

最初爲了掌握骨盆底的身體印象，可先看骨盆底圖（參考三十七、四十一頁），然後再開始進行訓練。在此過程中，我會將手指實際插入患者的陰道中，要她們按照指示活動肌肉，檢查看看是否能夠辦得到。對於骨盆底無法順暢活動的人，必須要很有耐心的指導她們，下意識使骨盆收縮的動作，這是非常辛苦的過程，而且需要技術與耐心。

骨盆底訓練一天一次每次十分鐘

在自宅進行骨盆底訓練（參考下頁），一天一次、每次進行十分鐘。與其最初一邊做別的事情、一邊進行，還不如好好的挪出一段時間認眞的做才有效，這樣才能長久持續下去。

骨盆底訓練，必須按照正確的規則來進行。從骨盆底肌肉的性質來說，慢慢收縮較能提高訓練效果。以一～二秒的短間隔快速收縮並不好。正確的訓練方法是只集中於骨盆

骨盆底訓練

【基本動作】

①一分鐘內收縮骨盆底12～14秒，收縮肛門、陰道及尿道口時，感覺整個陰部在體內被往上拉似的。而這時要放鬆肩膀、腹部、腰部、大腿、腳部的力量。

②剩下的46～48秒鐘，完全放鬆力量。

③①與②反覆進行10次，進行10分鐘。

骨盆底動作的確認

—在訓練中也要時時確認—

※仰躺或者是坐下的姿勢，利用手空出時，將雙手各自抵住下腹部和會陰腱中心，藉此觀察腹肌和骨盆底的肌肉收縮狀態。

※最理想的作法就是骨盆底收縮的時候，腹肌不要收縮，只有用力收縮骨盆底。

【訓練的姿勢】

仰躺——腹部和背部不要用力，骨盆底能夠充分活動的姿勢。

●仰躺，雙腳打開如肩寬、兩膝輕輕豎立，緊縮骨盆底。

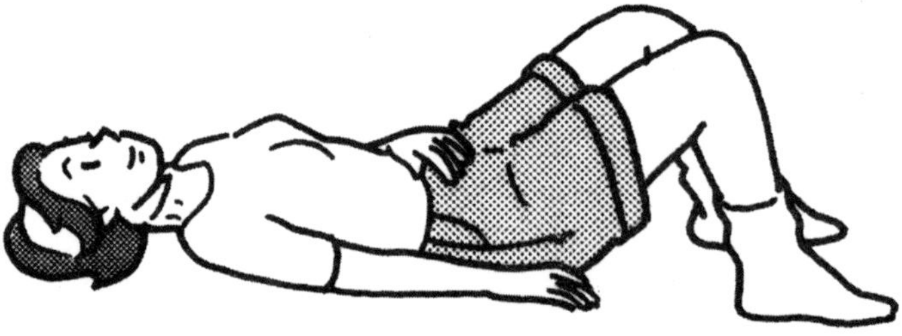

坐在椅子上——仰躺訓練有自信之後，可以在看電視時利用廣告時間進行訓練。

- 坐在有靠背的椅子上，將腰和背部靠在椅背上，此時放鬆肩膀的力量並緊縮骨盆底。
- 在坐位時腰或腹部的肌肉比卧位更容易用力，因此要極力避免腰或腹部用力。

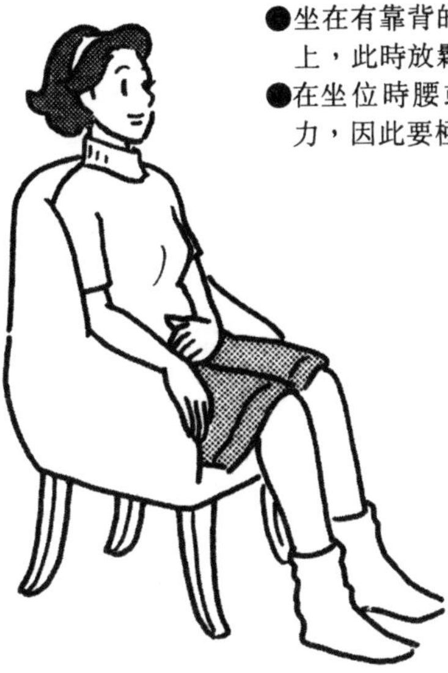

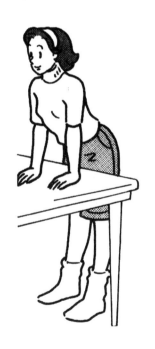

手扶著桌子——習慣之後趁著做家事的空檔，站著也可以進行骨盆底訓練。

- 站在桌旁，將雙腳、手打開如肩寬，扶著桌子並用手臂支撐上身的重量，緊縮骨盆底。
- 這個姿勢也容易使腰部和腹部肌肉用力，所以要注意只收縮骨盆底。

底，而不使用其它的肌肉。

所有的訓練姿勢並不是全都要做，可以配合當時的狀況，選擇喜歡的姿勢來做。也可以做一些搭配組合。

在不使用腹部、背部、腳部肌肉的狀態下，讓骨盆底能夠充分的活動。因此仰躺、雙膝直立的姿勢，或者是坐在有靠背的椅子上的姿勢是最理想的。習慣之後，可以一邊看電視一邊做。

此外，在做骨盆底訓練的同時，也可以想想在日常生活當中做哪些動作時，會使腹部用力且導致漏尿，並且在做會伴隨漏尿的動作時，要養成緊縮骨盆底的習慣。

爲了提升骨盆底的緊度，有的人認爲在中途停止排尿是很好的作法，但是這是錯誤的想法。

如果爲了確認骨盆底是否緊縮，而一週做一次還沒有關係，但是，經常做反而會使排尿動作異常，而且排尿的次數接近，連尿道的違和感都會出現。

生物回饋裝置在西歐非常的普及

將電極放入陰道內，並利用電腦畫面觀察肌電位的情況，以遊戲的感覺進行緊縮陰道運動的裝置。有了這個東西之後，原本應該將手指放入來進行的訓練，現在可以一邊看畫面、一邊自己進行訓練。

不過在國內，目前並沒有包括在健康保險的範圍內，因此，必須要個人去購買昂貴的機器。在尿失禁治療非常進步的西歐，這種機器非常的普及，但是在國內能夠提供這種設施的機構有限。

骨盆底的電氣刺激也能夠產生實績

所謂骨盆底的電氣刺激，就是將電極放入陰道中，刺激膀胱或尿道周圍的感覺神經，或支配骨盆隔膜的運動神經等的治療法。對於高齡者伴隨膀胱收縮的漏尿或頻尿現象，可

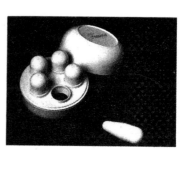

骨盆底訓練器

以藉此刺激膀胱及尿道，以促進神經機能的恢復，的確在這一方面展現了實績。而在這之前要先利用HRT（女性荷爾蒙補充療法。參考一三一頁），使得陰道黏膜狀態改善之後再進行。

最近，據說電氣刺激對於腹壓時尿失禁有效。目前雖不清楚給予骨盆底肌肉電氣刺激會產生何種效果，但是的確得到好的結果。

骨盆底訓練器的使用方法很困難

如圖所示，將塑膠製的骨盆底訓練器放入陰道內，爲避免在站立的狀態掉落下來，要緊縮骨盆底，並鍛鍊骨盆底。這個器具在國外非常的普遍，而在國內也進口了。訓練時間一天爲十～二十分鐘。

實際證明能夠有效的鍛鍊骨盆底，但是，爲避免器具掉落下來，會大量使用身體肌肉，或是要學會除了緊縮骨盆底之外的其它動作，所以使用方法稍嫌困難。想要使骨盆底動作順暢的人，首先要進行骨盆底訓練。

▽尿失禁治療２

●藥、ＨＲＴ、手術

藥物只是對症療法

對於尿失禁，我會先指導患者進行有效的骨盆底訓練，除此以外才會使用藥物。藥物無法根本治療尿失禁，但是，因爲膀胱功能不良而引起漏尿的患者，如果稍微使用藥物，就能夠減少漏尿的現象。尿失禁經常使用的藥物是抗膽鹼劑、抗憂鬱劑、β刺激劑等。

抗膽鹼劑能夠消除膀胱的緊張、稍微減弱收縮力，使得膀胱內壓不會超過尿道內壓。但是心臟不好、有重症便秘症

青光眼

眼球內壓異常升高，使得視神經受損，導致視力減退的疾病。瞳孔張開，東西看起來像綠色的。

氣喘、支氣管氣喘

支氣管出現慢性發炎症狀時，支氣管末梢的平滑肌收縮，容易引起支氣管氣喘發作，而在發作時會出現換氣障礙的疾病。除了體質因素之外，還可能因爲過敏反應或大氣污染等所造成。

狀的人，或**青光眼**的患者都不可以使用。因爲性器脫等殘尿較多或是排尿困難的人，會有症狀惡化的危險性，也不可以使用。至於以前經常用來治療尿失禁的抗憂鬱劑TOFNIL，具有穩定膀胱及尿道內壓的作用，同時和抗膽鹼劑同樣具有使膀胱內壓下降的作用。

但是，不論是抗膽鹼劑或是TOFNIL，都會使唾液不容易分泌，且具有使眼睛乾澀的副作用。β刺激劑SPIROPENT原本是治療**氣喘**的藥物，而最近發現它具有防止漏尿的作用，因此用來治療尿失禁。但是，因爲氣喘的人已經服用β刺激劑，故不能夠再繼續服用了。

此外，血壓高、心律不整的人或者是服用降壓劑的β遮斷劑的人，也不可以服用這種藥物。使用SPIROPENT時，十人中有一～二人會有手顫抖的副作用出現。

因此，開這些藥物的時候，必須仔細檢查有沒有不可以全身使用的條件。在排尿機能方面，使用時會不會出現不適應的現象，都要加以注意。

有效、無效具有個人差，服用三～五天，如果有效就可以持續服用，無效就不要再服用了。

如果是像我一樣會進行理學療法的醫師，首先最好考慮用理學療法，而不會進行理學療法的醫師，則首先開藥也是最好的方法。不管哪種藥物，只要遵守處方的注意事項，長期持續服用也沒有問題。

不過實際上，並沒有人因爲腹壓時尿失禁而長期持續服用藥物。如果知道有效的話，則旅行或是到百貨公司購物時，或是打高爾夫球等重要的時刻，都可以服用。因爲具有速效性，即使平常沒有服用，也能獲得較好的效果。

提升中高年齡者尿道狀況的ＨＲＴ

停經期或高齡的女性尿道狀況不佳，而出現漏尿、殘尿、排尿痛等症狀時，與其給予尿失禁治療藥，還不如進行

ＨＲＴ。爲了進行骨盆底訓練的指導，必須將手指深入陰道中，這時可能因爲引起萎縮性陰道炎而出現刺痛感。但是，如果進行ＨＲＴ，陰道就不會感覺到疼痛。即使不需要服用其它的藥物，光用荷爾蒙劑就能夠治好漏尿的現象。

治療尿道萎縮的時候，通常五天一次，只服用一錠結合型雌激素PREMARIN（○．六二五mg）就夠了。

PREMARIN是用來治療更年期障礙及骨質疏鬆症的荷爾蒙劑，但是五天服用一錠，就不會出現性器出血或是乳房腫脹、陰道分泌物出現等等的現象。

對於停經以後的高齡者而言，不會產生抵抗感。如果只是要改善陰道壁的狀態，則使用更弱的雌甾三醇系列的荷爾蒙劑就足夠了。不論是內服藥或陰道塞劑都無妨。

與抗膽鹼劑或β遮斷劑、抗憂鬱劑相比，現在ＨＲＴ所使用的荷爾蒙劑其藥物的容量較低，不必擔心副作用等的問題，即使高齡者也能夠安心的使用。但是爲了謹慎起見，要

ＨＲＴ　女性荷爾蒙補充療法。停經以後缺乏雌激素所引起的各種症狀或病態，使用這種療法都有效。像國內最近使用這種方法來治療更年期的血氣上衝，或是發汗、失眠、陰道萎縮或泌尿器症狀等，同時也用來預防骨質疏鬆症及動脈硬化。

定期接受乳房癌及子宮癌的檢查。

此外，在國內還沒有，不過在歐洲會使用一種放入陰道中就會慢慢分泌少量女性荷爾蒙的柔軟矽膠環，只需在性生活時取出，結束之後洗淨再放入就可以了。高齡女性排尿狀況不佳的人進行ＨＲＴ時，排尿狀況好轉，陰道炎也能治好，是非常有效的方法。

但實際問題則是要規律、正確的服用藥物，非常麻煩。在這一點使用矽膠環比較簡單，而且比ＨＲＴ所使用的荷爾蒙量更少，較適合國人，希望國內能儘早引進。

手術對象包括伴隨性器脫的尿失禁

很多人認爲嘗試過各種尿失禁的治療，最後手段應該就是動手術了，但是，事實上並不是如此。有時動手術可以結束治療，或者是比長期持續服用藥物或長年看門診而言，更能減少患者的負擔，因此可以積極動手術。

此外，並不是說漏尿量較多就要動手術、量較少就要使用藥物。手術對象是指伴隨性器脫，或尿道短縮的漏尿。

這一型的漏尿，如果不治療性器脫或修復變形的骨盆底就無法治好，此手術稱爲骨盆底修復。四十歲層或五十歲層的腹壓時，尿失禁患者與年輕人相比，大多會伴隨性器脫的現象，所以很多都是動手術就能好轉的症例。基本上，這時的治療是以手術和骨盆底訓練爲主。

利用手術重建骨盆底

九五％以上的手術都是切開陰道，並以陰道式的方式來進行。用手術修復的部位比較接近陰道的方向。這時，大致可分爲切除子宮與不切除子宮手術。

爲了穩固整個骨盆底，大多會切除子宮，但是依年齡的不同而有差異。當然，如果子宮本身並沒有下垂，非常的穩定，只要修復陰道前方就可以了，不需要去動到子宮。而如果子宮下垂、不穩定，以三十歲層或四十歲層而言，只要將子宮舉上來，還是能夠得到很好的結果。

此外，如果切除子宮，陰道並沒有變細，仍然不穩定，則對年輕人而言，在性生活方面可能會產生障礙，因此在四十歲層之前，盡可能要留下子宮。

要消除漏尿的現象，最重要的就是一定要將膀胱頸部往上提舉，即要進行往上吊手術，但是，光是用手術用的線綁住，一旦太過用力時還是可能會掉落。實際上，只吊起膀胱頸部，大多是屬於暫時的手術，膀胱掉落，表示骨盆底整個不穩定，必須要檢討骨盆底穩定的問題。

最近基於這個想法，將子宮及陰道天花板的部分積極往上吊，並將它固定在骨盆壁。

之後，就要修復支持組織、鍛鍊骨盆隔膜，並修復無法順暢收縮而開始變形的骨盆底。因爲生產而受過大損傷的人，其會陰腱中心斷裂，陰道入口或陰道周圍的肌肉及肛門括約肌受損，導致會陰有如薄紙一般，所以要加以補強且整個固定。至於肛門括約肌受損的人，則要修復肌肉，往上吊，裂開的部分要縫合，將組織聚集起來重新補強，恢復骨盆底整體的安定，這就是骨盆底重建。

配合患者的需要而有不同，但是不光是修復，同時要修復到排尿機能，以及性生活方面都非常順暢才行。

在泌尿科進行手術的弱點

一般在泌尿科所進行尿失禁的手術，是只用線將膀胱頸部與尿道往上吊，就是先前所說的往上吊手術。但是，這個手術有盲點，即這個手術只能夠修復膀胱、尿道，以及陰道前壁，對於整個骨盆底的安定性已經瓦解的患者而言，單獨進行這個手術反而會使子宮下垂，甚至陰道後壁與直腸會捲縮在一起。

當整個骨盆底失去穩定時，假使只處理骨盆底的一部分，而其它的場所一定會產生更大的變動。

在我這兒接受診治的患者，有很多曾經在泌尿科動過尿失禁手術，結果卻導致別的部分又下垂。

此外，也有在尿道周圍分好幾次注入膠原，等塞滿這個部分以提升緊度的方法。其優點是不需要住院就可以進行治療，但是，當骨盆底的變形強烈時，如果將變形放任不管，則會造成嚴重的問題，而且費用比較昂貴，在效果持續性上也無法展現實績。

結論就是，兩個方法都不適合伴隨性器脫的尿失禁。那麼沒有性器脫的漏尿是否適合使用這種手術呢？

就婦科的觀點而言，如果子宮與陰道後方、會陰等充分穩定的人，單獨進行吊起膀胱頸部的手術也無妨，因此，必須要由整個骨盆底的安定度來決定。至於手術治療的成果是否能夠長久持續下去，則骨盆底是否安定，是決定手術長期成績的最大因素。

如果骨盆底不安定，只處理一部分的不適當外科治療，會因爲手術而使得骨盆底的變形比以前更爲嚴重，而排尿機能的改善也只是暫時性的而已。

※　※　※

關於尿失禁和骨盆底弛緩的處理問題，先前已經爲各位叙述過了。像日本的婦產科醫師，只有在幾年前才開始努力診療女性的排尿障礙問題。

以婦產科醫師爲主，召開的女性排尿障礙研究會，此骨盆底的研究會到今年已經第七屆了，而這個會的創立，是在一九九一年我去法國的事情了。當時我們必須從外國聘請講師，並從學習處理腹壓性尿失禁開始著手。

二年的在外研修，使得要學習的事情堆積如山，當然首先要學會骨盆底外科的處理方法。除了學問之外，在法國關於分娩以及產褥的處理方面，以及骨盆底防護的思想非常的先進，而排尿障礙的診療不只是泌尿科，也需要婦產科、神經內科、復健科等許多科的協助。

生產女性可以利用公費，接受骨盆底的理學療法，就好像受傷的軍人，可以用公費治療創傷一樣，所以我認爲這是理所當然的事情。現在國內醫療對於尿失禁這一類的障礙，雖然治療和檢查可以納入健康保險的範圍內，但是有很多的治療都必須要自己付費。

當然，今後在國內如何成立自立的高齡者團體，將是社會的一大問題。

現在產科領域進行女性骨盆底的防護，幾十年之後，高齡女性的骨盆底弛緩，或尿失禁的現象會逐漸減少，相信能夠具有活動性、自立的高齡者女性就會增加了。

基於這個主題，因此，我對於骨盆底醫療全力以赴，希望大家也能夠盡量的調整骨盆底，有助於未來的自由及舒適的生活。

漏尿、尿失禁對策用製品

漏尿程度	製　　品
少量、謹慎起見	普通的內褲搭配棉墊或者是尿失禁紙尿布
少量	尿失禁用紙尿褲（具有吸收力型）
中等量	尿失禁紙尿布＋使紙尿布不會脫落的壓著型內褲

●失禁用紙尿褲或者是尿布，目前已經有各種的製品發售了。少量漏尿只要生理用的棉墊也可以，如果是使用失禁用的紙尿褲，則表面比較乾爽、吸收量較多，適合連續使用。此外，具有消臭效果等等。依漏尿量的不同，也可以用普通的內褲搭配棉墊。漏尿量較多，則紙尿布、紙尿褲會有幫助。

■輕症失禁用紙尿褲（吸收力型）

①舒適吸收紙尿褲　②輕度失禁看護紙尿褲　③歐洲大陸看護紙尿褲　④乾爽型旅遊紙尿褲　⑤農莊紙尿褲　⑥輕度失禁者用乾爽型紙尿褲　⑦失禁尿褲用輔助墊（乾爽容易取用）

■失禁用尿布墊

①20片裝使用安心尿布墊　②白十字安全尿布墊　③30片裝舒適尿布墊　④18片裝韌性佳尿失禁用尿布墊　⑤24片裝舒適尿布墊　⑥30片裝正規安全尿布墊

■失禁用紙尿褲（併用尿布墊型）

①C.C.袖珍紙尿褲　②防水網紙尿褲　③舒適紙尿褲　④附拋棄式尿布墊紙尿褲

■紙尿布

①20片裝 ML 尺寸紙尿褲　②24片裝易用紙尿褲　③15片裝 M 尺寸看護用安心紙尿褲　④30片裝舒適材質紙尿褲

■尿布兜

①軟式防水褲（全面防水，若是輕度失禁，則不需要尿布墊或尿布亦可使用）　②棉製褲型尿布兜　③棉製丁字型尿布兜　④棉製開式型尿布兜

■輕症失禁用紙尿褲（吸收力型）

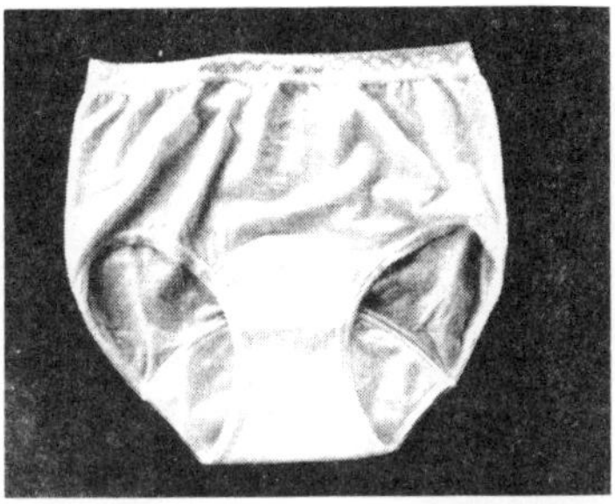

①舒適吸收紙尿褲

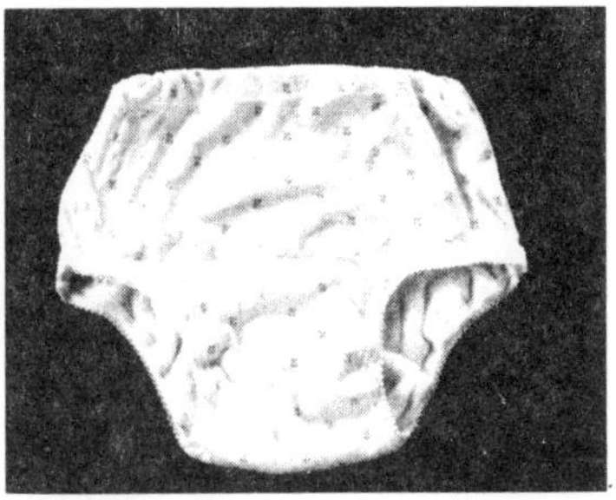

②輕度失禁看護紙尿褲

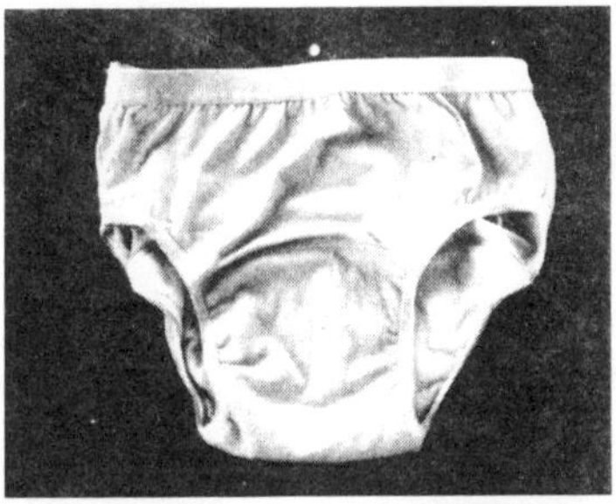

③歐洲大陸看護紙尿褲

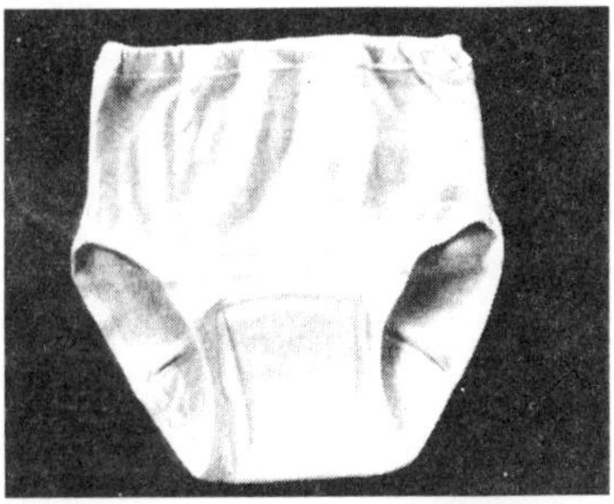

④乾爽型旅遊紙尿褲

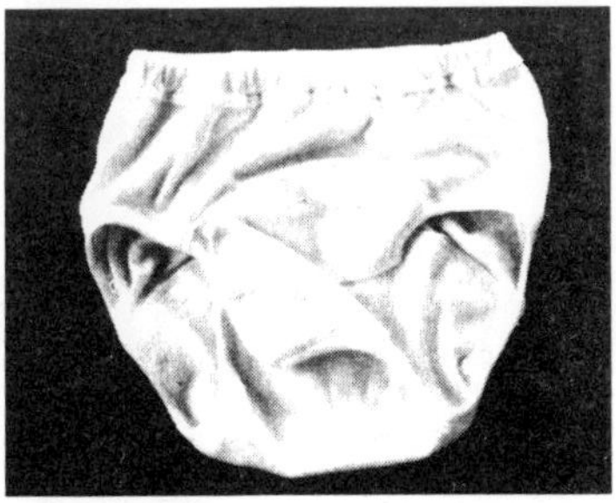

⑤農莊紙尿褲

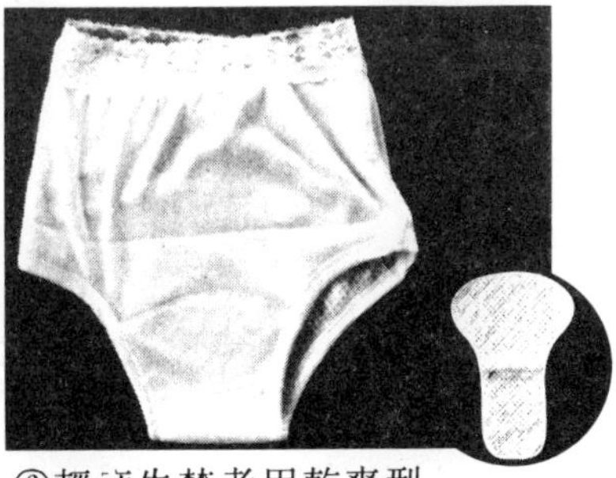

⑥輕度失禁者用乾爽型
紙尿褲
⑦失禁尿褲用輔助墊

■失禁用尿布墊

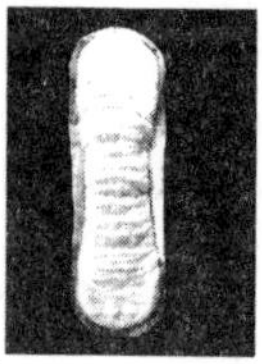

①20片裝使用
安心尿布墊

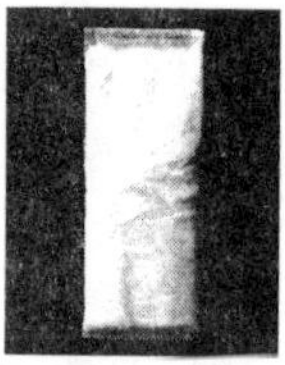

②白十字安全
尿布墊

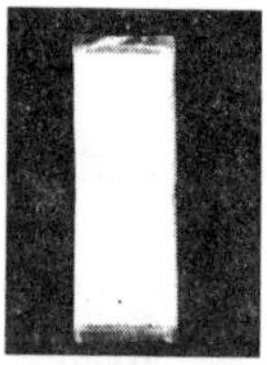

③30片裝舒適尿布墊

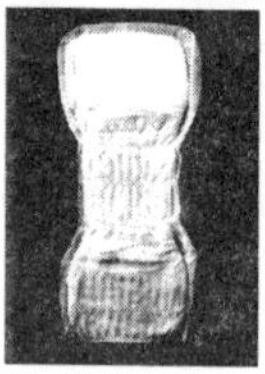

④18片裝韌性佳尿
失禁用尿布墊

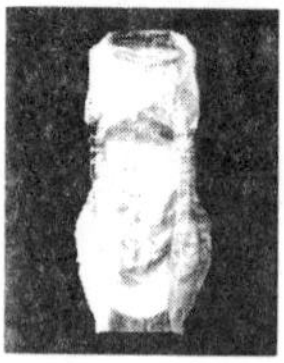

⑤24片裝舒適尿布墊

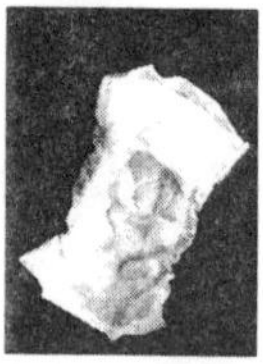

⑥30片裝正規
安全尿布墊

■失禁用紙尿褲（併用尿布墊型）

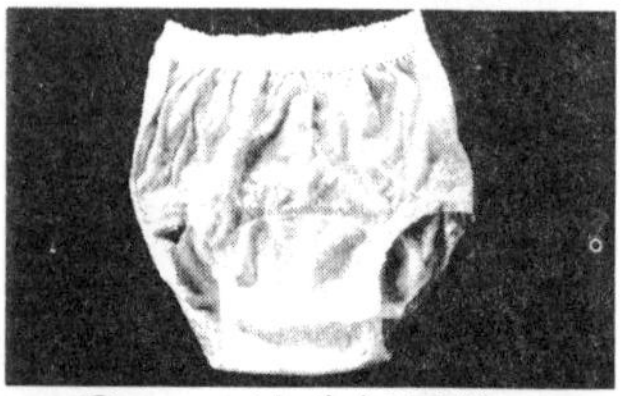

①C.C.袖珍紙尿褲

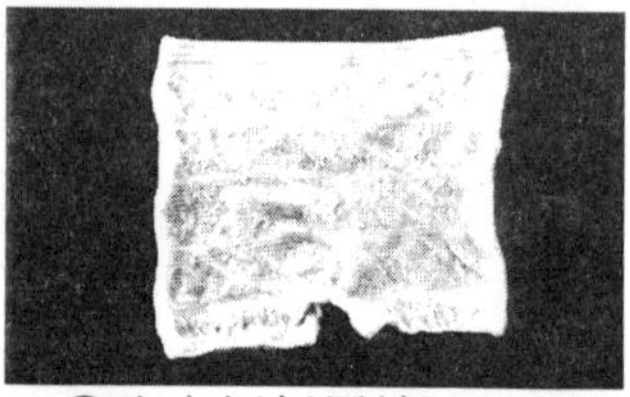

②防水網紙尿褲

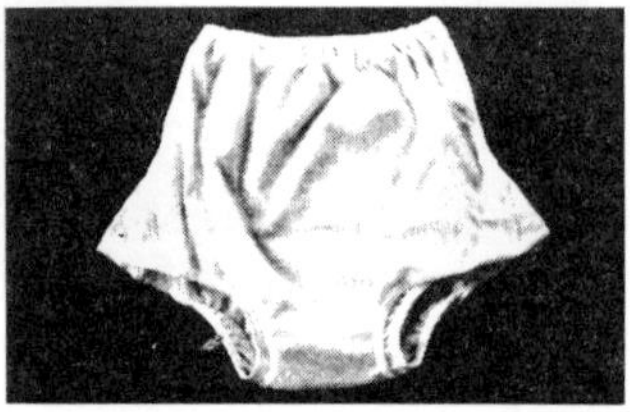

③舒適紙尿褲

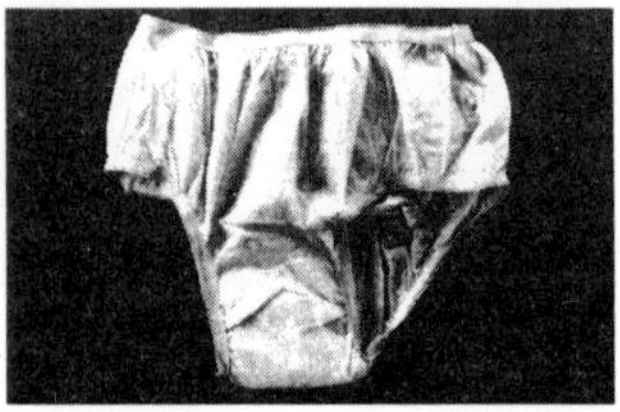

④附抛棄式尿布墊紙尿褲

■紙尿布

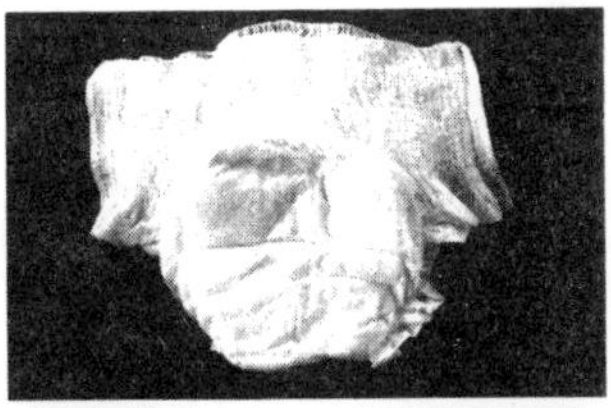

①20片裝 ML 尺寸紙尿褲

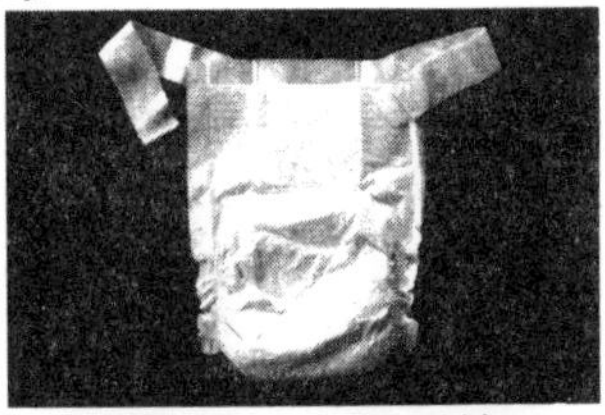

②24片裝易用紙尿褲

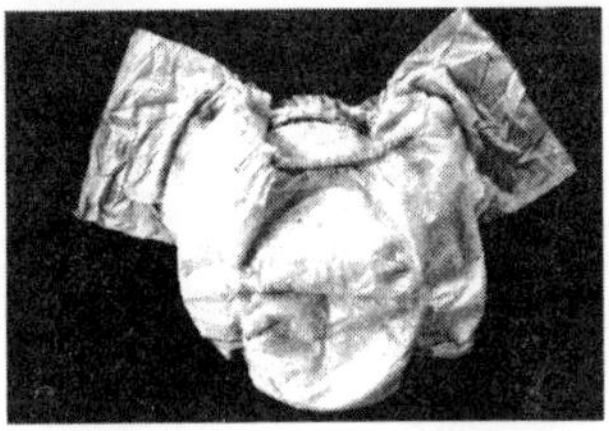

③15片裝 M 尺寸看護用安心紙尿褲

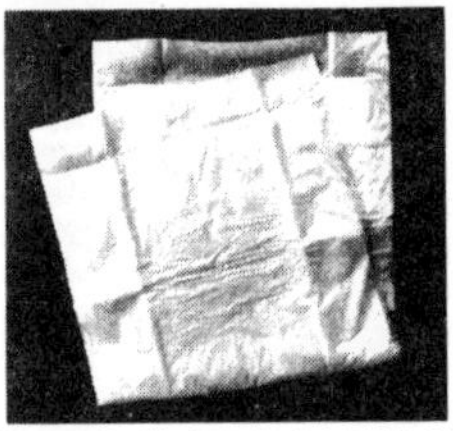

④30片裝舒適材質紙尿褲

■尿布兜

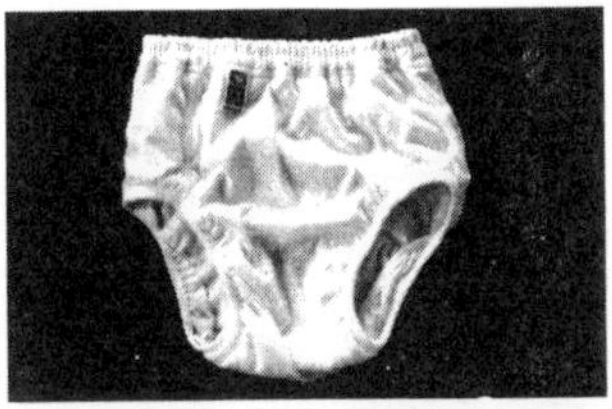

①軟式防水褲

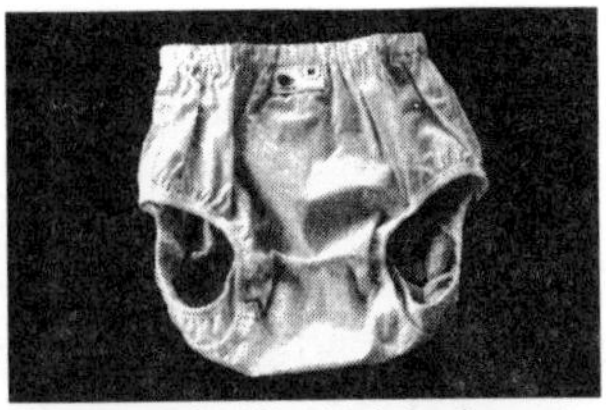

②棉製褲型尿布兜

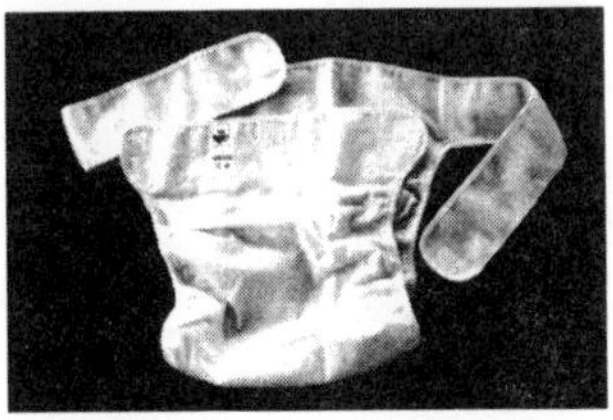

③棉製丁字型尿布兜

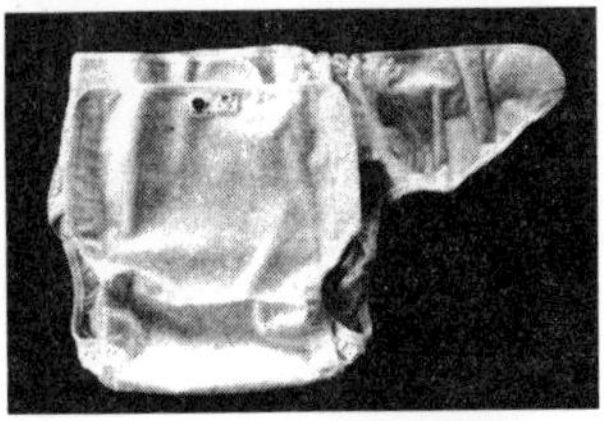

④棉製開式型尿布兜

索引

・粗黑數字代表解說頁數
（以筆劃順序編排）

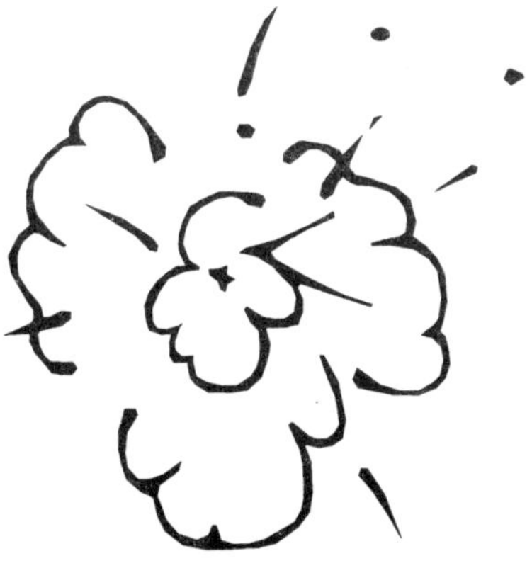

大展出版社有限公司 圖書目錄

地址：台北市北投區(石牌)
致遠一路二段12巷1號
郵撥：0166955～1
電話：(02)28236031
28236033
傳真：(02)28272069

・法律專欄連載・電腦編號 58

台大法學院　法律學系／策劃
法律服務社／編著

1. 別讓您的權利睡著了 1		200 元
2. 別讓您的權利睡著了 2		200 元

・秘傳占卜系列・電腦編號 14

1. 手相術	淺野八郎著	180 元
2. 人相術	淺野八郎著	180 元
3. 西洋占星術	淺野八郎著	180 元
4. 中國神奇占卜	淺野八郎著	150 元
5. 夢判斷	淺野八郎著	150 元
6. 前世、來世占卜	淺野八郎著	150 元
7. 法國式血型學	淺野八郎著	150 元
8. 靈感、符咒學	淺野八郎著	150 元
9. 紙牌占卜學	淺野八郎著	150 元
10. ESP 超能力占卜	淺野八郎著	150 元
11. 猶太數的秘術	淺野八郎著	150 元
12. 新心理測驗	淺野八郎著	160 元
13. 塔羅牌預言秘法	淺野八郎著	200 元

・趣味心理講座・電腦編號 15

1. 性格測驗① 探索男與女	淺野八郎著	140 元
2. 性格測驗② 透視人心奧秘	淺野八郎著	140 元
3. 性格測驗③ 發現陌生的自己	淺野八郎著	140 元
4. 性格測驗④ 發現你的真面目	淺野八郎著	140 元
5. 性格測驗⑤ 讓你們吃驚	淺野八郎著	140 元
6. 性格測驗⑥ 洞穿心理盲點	淺野八郎著	140 元
7. 性格測驗⑦ 探索對方心理	淺野八郎著	140 元
8. 性格測驗⑧ 由吃認識自己	淺野八郎著	160 元
9. 性格測驗⑨ 戀愛知多少	淺野八郎著	160 元
10. 性格測驗⑩ 由裝扮瞭解人心	淺野八郎著	160 元

11. 性格測驗⑪ 敲開內心玄機	淺野八郎著	140 元
12. 性格測驗⑫ 透視你的未來	淺野八郎著	160 元
13. 血型與你的一生	淺野八郎著	160 元
14. 趣味推理遊戲	淺野八郎著	160 元
15. 行為語言解析	淺野八郎著	160 元

·婦 幼 天 地· 電腦編號 16

1. 八萬人減肥成果	黃靜香譯	180 元
2. 三分鐘減肥體操	楊鴻儒譯	150 元
3. 窈窕淑女美髮秘訣	柯素娥譯	130 元
4. 使妳更迷人	成 玉譯	130 元
5. 女性的更年期	官舒妍編譯	160 元
6. 胎內育兒法	李玉瓊編譯	150 元
7. 早產兒袋鼠式護理	唐岱蘭譯	200 元
8. 初次懷孕與生產	婦幼天地編譯組	180 元
9. 初次育兒 12 個月	婦幼天地編譯組	180 元
10. 斷乳食與幼兒食	婦幼天地編譯組	180 元
11. 培養幼兒能力與性向	婦幼天地編譯組	180 元
12. 培養幼兒創造力的玩具與遊戲	婦幼天地編譯組	180 元
13. 幼兒的症狀與疾病	婦幼天地編譯組	180 元
14. 腿部苗條健美法	婦幼天地編譯組	180 元
15. 女性腰痛別忽視	婦幼天地編譯組	150 元
16. 舒展身心體操術	李玉瓊編譯	130 元
17. 三分鐘臉部體操	趙薇妮著	160 元
18. 生動的笑容表情術	趙薇妮著	160 元
19. 心曠神怡減肥法	川津祐介著	130 元
20. 內衣使妳更美麗	陳玄茹譯	130 元
21. 瑜伽美姿美容	黃靜香編著	180 元
22. 高雅女性裝扮學	陳珮玲譯	180 元
23. 蠶糞肌膚美顏法	坂梨秀子著	160 元
24. 認識妳的身體	李玉瓊譯	160 元
25. 產後恢復苗條體態	居理安·芙萊喬著	200 元
26. 正確護髮美容法	山崎伊久江著	180 元
27. 安琪拉美姿養生學	安琪拉蘭斯博瑞著	180 元
28. 女體性醫學剖析	增田豐著	220 元
29. 懷孕與生產剖析	岡部綾子著	180 元
30. 斷奶後的健康育兒	東城百合子著	220 元
31. 引出孩子幹勁的責罵藝術	多湖輝著	170 元
32. 培養孩子獨立的藝術	多湖輝著	170 元
33. 子宮肌瘤與卵巢囊腫	陳秀琳編著	180 元
34. 下半身減肥法	納他夏·史達賓著	180 元
35. 女性自然美容法	吳雅菁編著	180 元
36. 再也不發胖	池園悅太郎著	170 元

37. 生男生女控制術	中垣勝裕著	220元
38. 使妳的肌膚更亮麗	楊　皓編著	170元
39. 臉部輪廓變美	芝崎義夫著	180元
40. 斑點、皺紋自己治療	高須克彌著	180元
41. 面皰自己治療	伊藤雄康著	180元
42. 隨心所欲瘦身冥想法	原久子著	180元
43. 胎兒革命	鈴木丈織著	180元
44. NS磁氣平衡法塑造窈窕奇蹟	古屋和江著	180元
45. 享瘦從腳開始	山田陽子著	180元
46. 小改變瘦4公斤	宮本裕子著	180元
47. 軟管減肥瘦身	高橋輝男著	180元
48. 海藻精神秘美容法	劉名揚編著	180元
49. 肌膚保養與脫毛	鈴木真理著	180元
50. 10天減肥3公斤	彤雲編輯組	180元
51. 穿出自己的品味	西村玲子著	280元
52. 小孩髮型設計	李芳黛譯	250元

・青春天地・電腦編號 17

1. A血型與星座	柯素娥編譯	160元
2. B血型與星座	柯素娥編譯	160元
3. O血型與星座	柯素娥編譯	160元
4. AB血型與星座	柯素娥編譯	120元
5. 青春期性教室	呂貴嵐編譯	130元
7. 難解數學破題	宋釗宜編譯	130元
9. 小論文寫作秘訣	林顯茂編譯	120元
11. 中學生野外遊戲	熊谷康編著	120元
12. 恐怖極短篇	柯素娥編譯	130元
13. 恐怖夜話	小毛驢編譯	130元
14. 恐怖幽默短篇	小毛驢編譯	120元
15. 黑色幽默短篇	小毛驢編譯	120元
16. 靈異怪談	小毛驢編譯	130元
17. 錯覺遊戲	小毛驢編著	130元
18. 整人遊戲	小毛驢編著	150元
19. 有趣的超常識	柯素娥編譯	130元
20. 哦！原來如此	林慶旺編譯	130元
21. 趣味競賽100種	劉名揚編譯	120元
22. 數學謎題入門	宋釗宜編譯	150元
23. 數學謎題解析	宋釗宜編譯	150元
24. 透視男女心理	林慶旺編譯	120元
25. 少女情懷的自白	李桂蘭編譯	120元
26. 由兄弟姊妹看命運	李玉瓊編譯	130元
27. 趣味的科學魔術	林慶旺編譯	150元
28. 趣味的心理實驗室	李燕玲編譯	150元

29. 愛與性心理測驗	小毛驢編譯	130 元
30. 刑案推理解謎	小毛驢編譯	180 元
31. 偵探常識推理	小毛驢編譯	180 元
32. 偵探常識解謎	小毛驢編譯	130 元
33. 偵探推理遊戲	小毛驢編譯	130 元
34. 趣味的超魔術	廖玉山編著	150 元
35. 趣味的珍奇發明	柯素娥編著	150 元
36. 登山用具與技巧	陳瑞菊編著	150 元
37. 性的漫談	蘇燕謀編著	180 元
38. 無的漫談	蘇燕謀編著	180 元
39. 黑色漫談	蘇燕謀編著	180 元
40. 白色漫談	蘇燕謀編著	180 元

・健康天地・電腦編號 18

1. 壓力的預防與治療	柯素娥編譯	130 元
2. 超科學氣的魔力	柯素娥編譯	130 元
3. 尿療法治病的神奇	中尾良一著	130 元
4. 鐵證如山的尿療法奇蹟	廖玉山譯	120 元
5. 一日斷食健康法	葉慈容編譯	150 元
6. 胃部強健法	陳炳崑譯	120 元
7. 癌症早期檢查法	廖松濤譯	160 元
8. 老人痴呆症防止法	柯素娥編譯	130 元
9. 松葉汁健康飲料	陳麗芬編譯	130 元
10. 揉肚臍健康法	永井秋夫著	150 元
11. 過勞死、猝死的預防	卓秀貞編譯	130 元
12. 高血壓治療與飲食	藤山順豐著	180 元
13. 老人看護指南	柯素娥編譯	150 元
14. 美容外科淺談	楊啟宏著	150 元
15. 美容外科新境界	楊啟宏著	150 元
16. 鹽是天然的醫生	西英司郎著	140 元
17. 年輕十歲不是夢	梁瑞麟譯	200 元
18. 茶料理治百病	桑野和民著	180 元
19. 綠茶治病寶典	桑野和民著	150 元
20. 杜仲茶養顏減肥法	西田博著	150 元
21. 蜂膠驚人療效	瀨長良三郎著	180 元
22. 蜂膠治百病	瀨長良三郎著	180 元
23. 醫藥與生活(一)	鄭炳全著	180 元
24. 鈣長生寶典	落合敏著	180 元
25. 大蒜長生寶典	木下繁太郎著	160 元
26. 居家自我健康檢查	石川恭三著	160 元
27. 永恆的健康人生	李秀鈴譯	200 元
28. 大豆卵磷脂長生寶典	劉雪卿譯	150 元
29. 芳香療法	梁艾琳譯	160 元

30. 醋長生寶典	柯素娥譯	180 元
31. 從星座透視健康	席拉・吉蒂斯著	180 元
32. 愉悅自在保健學	野本二士夫著	160 元
33. 裸睡健康法	丸山淳士等著	160 元
34. 糖尿病預防與治療	藤田順豐著	180 元
35. 維他命長生寶典	菅原明子著	180 元
36. 維他命 C 新效果	鐘文訓編	150 元
37. 手、腳病理按摩	堤芳朗著	160 元
38. AIDS 瞭解與預防	彼得塔歇爾著	180 元
39. 甲殼質殼聚糖健康法	沈永嘉譯	160 元
40. 神經痛預防與治療	木下真男著	160 元
41. 室內身體鍛鍊法	陳炳崑編著	160 元
42. 吃出健康藥膳	劉大器編著	180 元
43. 自我指壓術	蘇燕謀編著	160 元
44. 紅蘿蔔汁斷食療法	李玉瓊編著	150 元
45. 洗心術健康秘法	竺翠萍編譯	170 元
46. 枇杷葉健康療法	柯素娥編譯	180 元
47. 抗衰血癒	楊啟宏著	180 元
48. 與癌搏鬥記	逸見政孝著	180 元
49. 冬蟲夏草長生寶典	高橋義博著	170 元
50. 痔瘡・大腸疾病先端療法	宮島伸宜著	180 元
51. 膠布治癒頑固慢性病	加瀨建造著	180 元
52. 芝麻神奇健康法	小林貞作著	170 元
53. 香煙能防止癡呆？	高田明和著	180 元
54. 穀菜食治癌療法	佐藤成志著	180 元
55. 貼藥健康法	松原英多著	180 元
56. 克服癌症調和道呼吸法	帶津良一著	180 元
57. B 型肝炎預防與治療	野村喜重郎著	180 元
58. 青春永駐養生導引術	早島正雄著	180 元
59. 改變呼吸法創造健康	原久子著	180 元
60. 荷爾蒙平衡養生秘訣	出村博著	180 元
61. 水美肌健康法	井戶勝富著	170 元
62. 認識食物掌握健康	廖梅珠編著	170 元
63. 痛風劇痛消除法	鈴木吉彥著	180 元
64. 酸莖菌驚人療效	上田明彥著	180 元
65. 大豆卵磷脂治現代病	神津健一著	200 元
66. 時辰療法—危險時刻凌晨 4 時	呂建強等著	180 元
67. 自然治癒力提升法	帶津良一著	180 元
68. 巧妙的氣保健法	藤平墨子著	180 元
69. 治癒 C 型肝炎	熊田博光著	180 元
70. 肝臟病預防與治療	劉名揚編著	180 元
71. 腰痛平衡療法	荒井政信著	180 元
72. 根治多汗症、狐臭	稻葉益巳著	220 元
73. 40 歲以後的骨質疏鬆症	沈永嘉譯	180 元

74. 認識中藥　松下一成著　180 元
75. 認識氣的科學　佐佐木茂美著　180 元
76. 我戰勝了癌症　安田伸著　180 元
77. 斑點是身心的危險信號　中野進著　180 元
78. 艾波拉病毒大震撼　玉川重德著　180 元
79. 重新還我黑髮　桑名隆一郎著　180 元
80. 身體節律與健康　林博史著　180 元
81. 生薑治萬病　石原結實著　180 元
82. 靈芝治百病　陳瑞東著　180 元
83. 木炭驚人的威力　大槻彰著　200 元
84. 認識活性氧　井土貴司著　180 元
85. 深海鮫治百病　廖玉山編著　180 元
86. 神奇的蜂王乳　井上丹治著　180 元
87. 卡拉 OK 健腦法　東潔著　180 元
88. 卡拉 OK 健康法　福田伴男著　180 元
89. 醫藥與生活(二)　鄭炳全著　200 元
90. 洋蔥治百病　宮尾興平著　180 元
91. 年輕 10 歲快步健康法　石塚忠雄著　180 元
92. 石榴的驚人神效　岡本順子著　180 元
93. 飲料健康法　白鳥早奈英著　180 元
94. 健康棒體操　劉名揚編譯　180 元
95. 催眠健康法　蕭京凌編著　180 元
96. 鬱金（美王）治百病　水野修一著　180 元

・實用女性學講座・電腦編號 19

1. 解讀女性內心世界　島田一男著　150 元
2. 塑造成熟的女性　島田一男著　150 元
3. 女性整體裝扮學　黃靜香編著　180 元
4. 女性應對禮儀　黃靜香編著　180 元
5. 女性婚前必修　小野十傳著　200 元
6. 徹底瞭解女人　田口二州著　180 元
7. 拆穿女性謊言 88 招　島田一男著　200 元
8. 解讀女人心　島田一男著　200 元
9. 俘獲女性絕招　志賀貢著　200 元
10. 愛情的壓力解套　中村理英子著　200 元
11. 妳是人見人愛的女孩　廖松濤編著　200 元

・校園系列・電腦編號 20

1. 讀書集中術　多湖輝著　180 元
2. 應考的訣竅　多湖輝著　150 元
3. 輕鬆讀書贏得聯考　多湖輝著　150 元

4.	讀書記憶秘訣	多湖輝著	150 元
5.	視力恢復！超速讀術	江錦雲譯	180 元
6.	讀書 36 計	黃柏松編著	180 元
7.	驚人的速讀術	鐘文訓編著	170 元
8.	學生課業輔導良方	多湖輝著	180 元
9.	超速讀超記憶法	廖松濤編著	180 元
10.	速算解題技巧	宋釗宜編著	200 元
11.	看圖學英文	陳炳崑編著	200 元
12.	讓孩子最喜歡數學	沈永嘉譯	180 元
13.	催眠記憶術	林碧清譯	180 元
14.	催眠速讀術	林碧清譯	180 元
15.	數學式思考學習法	劉淑錦譯	200 元
16.	考試憑要領	劉孝暉著	180 元
17.	事半功倍讀書法	王毅希著	200 元
18.	超金榜題名術	陳蒼杰譯	200 元

・實用心理學講座・電腦編號 21

1.	拆穿欺騙伎倆	多湖輝著	140 元
2.	創造好構想	多湖輝著	140 元
3.	面對面心理術	多湖輝著	160 元
4.	偽裝心理術	多湖輝著	140 元
5.	透視人性弱點	多湖輝著	140 元
6.	自我表現術	多湖輝著	180 元
7.	不可思議的人性心理	多湖輝著	180 元
8.	催眠術入門	多湖輝著	150 元
9.	責罵部屬的藝術	多湖輝著	150 元
10.	精神力	多湖輝著	150 元
11.	厚黑說服術	多湖輝著	150 元
12.	集中力	多湖輝著	150 元
13.	構想力	多湖輝著	150 元
14.	深層心理術	多湖輝著	160 元
15.	深層語言術	多湖輝著	160 元
16.	深層說服術	多湖輝著	180 元
17.	掌握潛在心理	多湖輝著	160 元
18.	洞悉心理陷阱	多湖輝著	180 元
19.	解讀金錢心理	多湖輝著	180 元
20.	拆穿語言圈套	多湖輝著	180 元
21.	語言的內心玄機	多湖輝著	180 元
22.	積極力	多湖輝著	180 元

・超現實心理講座・電腦編號 22

1.	超意識覺醒法	詹蔚芬編譯	130 元
2.	護摩秘法與人生	劉名揚編譯	130 元
3.	秘法！超級仙術入門	陸明譯	150 元
4.	給地球人的訊息	柯素娥編著	150 元
5.	密教的神通力	劉名揚編著	130 元
6.	神秘奇妙的世界	平川陽一著	200 元
7.	地球文明的超革命	吳秋嬌譯	200 元
8.	力量石的秘密	吳秋嬌譯	180 元
9.	超能力的靈異世界	馬小莉譯	200 元
10.	逃離地球毀滅的命運	吳秋嬌譯	200 元
11.	宇宙與地球終結之謎	南山宏著	200 元
12.	驚世奇功揭秘	傅起鳳著	200 元
13.	啟發身心潛力心象訓練法	栗田昌裕著	180 元
14.	仙道術遁甲法	高藤聰一郎著	220 元
15.	神通力的秘密	中岡俊哉著	180 元
16.	仙人成仙術	高藤聰一郎著	200 元
17.	仙道符咒氣功法	高藤聰一郎著	220 元
18.	仙道風水術尋龍法	高藤聰一郎著	200 元
19.	仙道奇蹟超幻像	高藤聰一郎著	200 元
20.	仙道鍊金術房中法	高藤聰一郎著	200 元
21.	奇蹟超醫療治癒難病	深野一幸著	220 元
22.	揭開月球的神秘力量	超科學研究會	180 元
23.	西藏密教奧義	高藤聰一郎著	250 元
24.	改變你的夢術入門	高藤聰一郎著	250 元
25.	21 世紀拯救地球超技術	深野一幸著	250 元

・養 生 保 健・電腦編號 23

1.	醫療養生氣功	黃孝寬著	250 元
2.	中國氣功圖譜	余功保著	250 元
3.	少林醫療氣功精粹	井玉蘭著	250 元
4.	龍形實用氣功	吳大才等著	220 元
5.	魚戲增視強身氣功	宮　嬰著	220 元
6.	嚴新氣功	前新培金著	250 元
7.	道家玄牝氣功	張　章著	200 元
8.	仙家秘傳袪病功	李遠國著	160 元
9.	少林十大健身功	秦慶豐著	180 元
10.	中國自控氣功	張明武著	250 元
11.	醫療防癌氣功	黃孝寬著	250 元
12.	醫療強身氣功	黃孝寬著	250 元
13.	醫療點穴氣功	黃孝寬著	250 元

國家圖書館出版品預行編目資料

尿漏、尿失禁/中田真木著；洪翠霞譯
——初版，——臺北市，大展，2000〔民89〕
面；21公分，——（女醫師系列；4）
含索引
譯自：尿もれ・尿失禁
ISBN 957-557-976-3（平裝）
1.泌尿系統－疾病　2.婦科
417.26　88017511

Nyoumore Nyoushikkin, Joi－san Series
Originally published in Japan by Shufunotomo Co., Ltd., Tokyo

漏尿、尿失禁

ISBN 957-557-976-3

原著者/中田真木
編譯者/洪翠霞
發行人/蔡孟甫
出版者/品冠文化出版社
社　址/台北市北投區（石牌）致遠一路2段12巷1號
電　話/（02）28236031・28236033
傳　真/（02）28272069
郵政劃撥/19346241
承印者/國順文具印刷行
裝　訂/嶸興裝訂有限公司
排版者/弘益電腦排版有限公司
電　話/（02）27112792
初版1刷/2000年（民89年）2月
初版發行/2000年（民89年）3月

定　價/200元